高等学校烹饪与营养教育专业教材

药膳食疗学

张 利 詹 珂 唐英明 / 主编

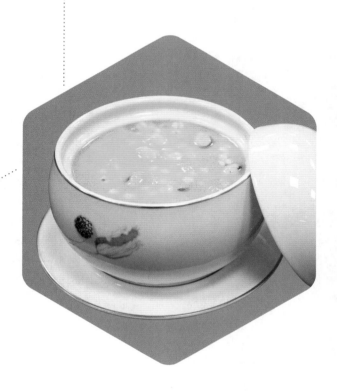

中国轻工业出版社

图书在版编目（CIP）数据

药膳食疗学 / 张利，詹珂，唐英明主编. --北京：
中国轻工业出版社，2025.1. --ISBN 978-7-5184
-5180-7

Ⅰ．R247.1

中国国家版本馆CIP数据核字第2024RN0509号

责任编辑：方　晓　　　　　责任终审：劳国强　　设计制作：锋尚设计
策划编辑：史祖福　方　晓　　责任校对：晋　洁　　责任监印：张　可

出版发行：中国轻工业出版社（北京鲁谷东街5号，邮编：100040）

印　　刷：艺堂印刷（天津）有限公司

经　　销：各地新华书店

版　　次：2025年1月第1版第1次印刷

开　　本：787×1092　1/16　印张：10

字　　数：230千字

书　　号：ISBN 978-7-5184-5180-7　定价：45.00元

邮购电话：010-85119873

发行电话：010-85119832　010-85119912

网　　址：http://www.chlip.com.cn

Email：club@chlip.com.cn

本书编写人员

主　　编：张　利　詹　珂　唐英明

副主编：胡　鹏　童光森　陈旭东

参　　编：范泽怀　孟　甜　李　浩　王景雁

马雪玮　徐　源　姚　昭　尤香玲

许润春　齐路明　梁　伟　汤朝惠

宋薇薇　巢　阳　刘春慧　葛　丽

PREFACE | 前 言

药膳食疗有着悠久的历史，自古以来便为中华民族的健康与繁荣作出了不可磨灭的贡献。在今日之中国，面对日益加剧的人口老龄化挑战和日益增长的医疗成本，药膳食疗以其"简便廉验"的特性，在预防保健、疾病预防以及心身康复等多个领域，正受到越来越多的关注和认可。与此同时，随着经济的蓬勃发展和国家综合实力的显著提升，人们对中医文化的钟爱和追求健康生活方式的理念也日益增强。药膳食疗，作为中国传统饮食养生文化的瑰宝，正以其独特的魅力，赢得越来越多人的青睐和推崇。

药膳食疗学，这一融合了饮食文化与健康科学的专业课程，为烹饪工艺与营养、健康服务与管理、中医养生等众多领域的专业人才培养提供了坚实的理论基础与实践指导。本教材经过精心设计，注重将理论知识与实践技能紧密结合，旨在培养学生全面掌握中医药学基础知识、药膳食疗的应用理论，以及多种食物原料的性味与功效。本教材不仅详尽阐述了药膳的制作技巧，更通过丰富的图片、清晰的步骤指导和视频演示，教授学习者制作一系列的药膳菜点。此外，本教材原料介绍详尽，制作过程细致，同样适合作为中医药文化爱好者和烹饪艺术追求者的参考资料。

本书的绪论、第一章第一节由四川旅游学院张利编写，第一章第二节由四川旅游学院詹珂编写，第二章由成都中医药大学胡鹏编写，第三章第一节、第二节、第三节由四川旅游学院童光森编写并制作相关药膳，第三章第四节、第五节、第六节由四川旅游学院陈旭东编写并制作相关药膳，第三章第七节、第八节、第九节由四川旅游学院唐英明编写并制作相关药膳。第三章由成都农业科技职业学院范泽怀统稿，全书由张利统稿。四川旅游学院孟甜、李浩、王景雁、马雪玮、徐源、姚昭、尤香玲，成都中医药大学许润春、齐路明，哈尔滨商业大学梁伟，四川德仁堂中药科技股份有限公司汤朝惠、宋薇薇参与了本书的编写。书中涉及原料图片由巢阳拍摄，药膳制作视频及相关图片由刘春慧、葛丽拍摄。

本教材在编写过程中，参考了诸多专家、学者的专著和论文，并得到了四川德仁堂中药科技股份有限公司、四川养藏科技有限公司的大力支持，在此表示衷心感谢。

由于时间和编者水平所限，书中难免有不足之处，敬请读者批评、同道斧正，以便修改完善。

编者
2024年8月

CONTENTS | 目 录

绪论

一、药膳食疗学的基本概念

"药膳"的说法，最早见于《后汉书·烈女传》"母恻隐自然，亲调药膳，恩情笃密……"，随着唐代孟诜所撰《食疗本草》的问世，才有"食疗"之称。但历代关于饮食疗法，多称为"食治""食疗"，并没有做严格的区分。究其根本，药膳与食疗在概念上存在一定的差异：药膳是从膳食的内容描述膳食的特点，指组成中包含具有一定药用价值的食材，具有预防疾病和辅助治疗作用的特殊膳食；食疗是从膳食的功能来描述，指通过膳食的调整来达到治疗和保健的目的。食疗不一定要使用传统意义上的中药材料，而是通过选择具有特定健康益处的食物来促进健康。

药膳食疗是指在中医药理论指导下，将药物的药性和食物的食性合理搭配，烹调加工而成的一种特殊膳食，通过食用这类膳食，可以达到调节功能、强身健体、养生防病、辅助治疗和促进康复等目的。

药膳食疗学是研究中医药膳和食疗的起源、发展、理论和应用的一门学科。药膳食疗学是祖国医学的一个重要组成部分，历代医家认为食物和药物一样具有各自的性味功效，具有调理身体的作用，在现代最具代表性的中药巨著《中华本草》里，我们日常生活中经常食用的各种食物，包括谷、肉、蔬、果等都有记载和描述。近年来，药膳食疗学又与烹饪学、营养学等相结合，成为以食疗本草学为基础，具有相对独立性的祖国医药学的分支。

二、药膳食疗学的发展简史

药膳食疗在我国有着悠久的历史。在远古时期，人类在与自然的斗争中，逐渐从偶然发现到主动探索，识别出具有食用价值和药用价值的动植物。这使得人们从偶然发现进入主动探求，正是在这一过程奠定了"药食同源"的基础。随着时间的推移，人们不仅积累了丰富的生活经验，更是在与各种疾病的抗争中，逐渐发现有些动植物食用后会出现恶心、呕吐、腹泻等不适或中毒现象，而有些动、植物食用后可以增强体质，减少疾病发生，又有些动、植物食用后会使身体不适得到缓解。这时人们逐步开始将食物与药物进行区分，形成了药膳文化雏形。《淮南子·修务训》曾记载："神农尝百草之滋味，水泉之甘苦，令民知所避就。当此之时，一日而遇七十毒。"这里所指的"毒"，就是包括食物、药物和毒物等的天然食物。

但是，在火的使用之前，人们依然常常遇到各种疾病，普遍寿命不长。《韩非子》说："上古之世……民食果蓏蚌蛤，腥臊恶臭而伤害腹胃，民多疾病。"《礼含文嘉》记载："燧人始钻木取火，炮生为熟，令人无腹疾。"对火的应用，使人类进入熟食时代，膳食质量得到提高，疾病减少，体质增强，也为药膳食疗的发展开拓了新的方向。

另外，早期的药膳，离不开酒的酿造。酒起源于上古禹的时代，夏朝酿酒技术持续发展，到了商代人们已经能酿造出较多种类的酒了。人们发现酒能浸出水所不能溶解的许多物质，可以制作出具有保健或治疗作用的药用酒。因此，酒既是饮料，也是防病治病的药物。

西周至春秋战国时期，药膳的基本理论开始形成。西周时期出现了专职从事饮食调理的"食医"，居于"疾医"和"疡医"之上，为诸医之首。食医"掌和王之六食、六饮、六膳、百馐、百酱、八珍之齐"，需要运用具有养生预防作用的膳食保障帝王的健康，可称为世界上最早的营养师。战国至秦汉时期成书的《黄帝内经》，是现存最早的中医典籍，它不仅创立了中医基础理论，同时也开创了药膳食疗的理论体系。《黄帝内经·素问》对饮食养生和饮食治疗作了较为系统的论述，指出："五谷为养，五果为助，五畜为益，五菜为充，气味合而服之，以补精益气。"《黄帝内经·素问》也论证了五脏与五味的关系，指出："五味入口，藏于肠胃。味有所藏，以养五气，气和而生，津液相成，神乃自生。"《黄帝内经·素问》亦有："肝苦急，急食甘以缓之""心苦缓，急食酸以收之""脾苦湿，急食苦以燥之""肺苦气上逆，急食苦以泄之""肾苦燥，急食辛以润之"等论述，并提出五脏有病宜服食与本脏同气的食物，而禁食五行关系中克伐本脏的食物，为后世中医药膳食疗的实践提供了宝贵的经验。其他如《山海经》《盐铁论》等书中都有关于食疗的记载。汉代出现的《神农本草经》是中国现存最早的中药学专著，成书于汉代，共记载了365种药物，根据药物作用特点将其分为上、中、下三品，其中如大枣、山药、龙眼等被列为能强身保健、延年益寿的上品，也常常应用于药膳食疗之中。

隋唐时期经济发展迅速，也是我国药膳食疗发展的重要阶段。公元6世纪，被后世尊为药王的唐代著名医药学家孙思邈在《备急千金要方》中，专有"食治篇"，论述了果实、菜蔬、谷米和鸟兽等食物的性味、功效和主治等内容，并阐述了食疗的重要意义。孙思邈指出："食能排邪而安脏腑，悦神爽志，以资血气。若能用食平疴，释情遣疾者，可谓良工"。他的弟子孟诜又写成了《补养方》，后经张鼎增补改名为《食疗本草》，该书共有三卷，介绍了食物的性能、效用、烹调方法和进食原则等，是我国第一部药膳食疗专著。

宋、金、元时期，食养和食疗获得了长足的发展。宋代医方巨著《太平圣惠方》，由医官王怀隐奉命组织编撰，其中记载了28种疾病的药膳疗法，如消渴病可用牛乳治疗，水肿可用黑豆粥治疗等。与此同时，陈直撰写的《养老奉亲书》对宋之前各时期的养生、食养和食治方面的成就进行了研究与集成。全书分为上下两部，载方232首，其中食疗方就占到了162首。陈直将药膳食疗置于养老奉亲，防治老年疾病的首位，认为药膳食疗在调节人体阴阳平衡，维护身体健康方面具有重要作用。元代御医忽思慧通过长期实践，总结前人经验，并加以创造、发挥，写出《饮膳正要》，这是一部较为完整的营养学专著。全书共分三卷，涉及蒙古族、汉族、藏族等各族的饮食营养和食疗方法。书中反映了当时宫廷膳食的特点，阐述了饮食与健康的关系，如饮食卫生、养生避忌、妊娠食忌、乳母食忌、四时所宜、五味偏走等。还介绍了多种药膳菜品，以及各种食物的性味与功能。

明、清时期的中医药发展很快，有关饮食保健的著作大量涌现。如《食物本草》《随息居饮食谱》《随园食单》《野菜谱》等。明代李时珍的巨著《本草纲目》收载了千余种药物，其中有200多种为具有食疗作用的食物，还列举了众多食疗效方，大大丰富了药膳食疗的内容。清朝康熙年间沈李龙编辑的《食物本草会纂》，共有九卷，载食物药220种，详细记载了这些食物的疗效，并强调饮食有节和采用食疗二者都十分重要。

中华人民共和国成立以后，中医药得到充分保护和促进，具有中医特色的药膳食疗为国民的健康事业作出了极大的贡献。

我国中医食疗药膳具有悠久的历史，在长期防病治病的实践中，积累了丰富的经验，形成了独特的理论，逐渐发展成为一门相对独立的分支学科。

01

第一章 CHAPTER

药膳食疗基础

第一节
中医基础理论

一、中医学的两大特点

中医学的理论体系，根植于丰富的临床实践，同时又对临床实践起着至关重要的指导作用。这一体系在历代医家的不断探索与应用中，尤其是在中国古代哲学思想的熏陶和指导下，经过长时间的沉淀和升华，逐步发展成熟。其基本特点体现在两个方面：一是强调人体与外界环境的统一性，即整体观念；二是注重根据个体差异和病情变化，实施个性化的治疗方案，即辨证论治。这二者相辅相成，共同构成了中医学的理论框架。

（一）整体观念

所谓整体观念，中医学认为任何事物都是一个整体，事物内部的各个部分是互相联系不可分割的，事物和事物之间也有密切联系。中医从这一观念出发，认为人体也是一个有机整体。构成人体各个部分的功能相互协调，彼此为用，在患病时亦相互影响。同时，认为人和外界环境之间也相互影响，是一个不可分割的整体。整体观念是中医的一种思想方法，它贯穿于中医的生理、病理、诊法、辨证、治疗和养生等所有的领域中。

中医把人体看成一个以心为主宰，五脏为中心的有机整体。各脏腑组织在生理、病理上相互联系，相互影响，就决定了中医在诊治疾病时，着重于整体，并通过五官、形体和舌脉等外在的变化，了解体内脏腑的病变，从而得到正确的判断结果。

中医同时也认为人和自然界是一个不可分割的整体，自然界的运动变化可以直接或间接地影响人体。自然界一年中有春温、夏热、秋凉、冬寒四季气候的变换，人体受自然界的影响也必然相应地发生生理或病理上的反应。同时人体也处于不同的生态环境、社会环境和家庭环境之中，这些都会对人体的生理功能产生影响。人体会本能地适应各种环境，但当外界压力超过了机体适应能力，生理机能便会失衡，从而引发疾病的产生。

整体观念应用于中医的所有领域，因而成为中医理论体系的一大特点。

（二）辨证论治

辨证论治是中医认识疾病和治疗疾病的基本原则，是中医针对疾病的一种特殊的研究、处理方法，也是中医的基本特点之一。

证，是对机体在疾病发展过程中的某一阶段的病理概括。由于它辩证地分析了病变的部位、原因、性质以及邪正关系，反映出疾病发展过程中病理变化的本质，因而它比症状更全面、更深刻、更正确地揭示疾病的本质。

所谓辨证，就是将四诊（望、闻、问、切）所收集的有关疾病的各种症状和体征加以分析、综合，概括、判断为某种性质的证。论治，又称施治，则是根据辨证的结果，确定相应的治疗方法。辨证是决定治疗的前提和依据，论治是治疗疾病的手段和方法。辨证论治的过程，也就是认识疾病和治疗疾病的过程。辨证和论治，在诊治疾病过程中相互联系、不可分割，是理论和实践相结合的体现，是指导中医临床的基本原则。因此，中医认识和治疗疾病，既辨病又辨证。如感冒，有发热、恶寒、头身疼痛等症状，属病在表，但由于致病因素和机体反应性的不同，又常表现为风寒感冒和风热感冒两种不同的证候。只有把感冒的"证"辨别清楚，才能确定使用辛温解表或辛凉解表的方法加以治疗。

辨证论治作为指导中医临床诊治疾病的基本法则，它能辩证地看待病和证的关系，既看到一种病可以包括几种不同的证，还看到不同的病在其发展过程中会出现同一种证，因此要采取"同病异治"或"异病同治"的方法来治疗。所谓"同病异治"，是指同一种疾病，或处于不同的发展阶段，或由于发病的时间、地区以及机体的反应性不同，因而表现的证不同，所以治法也不一样。仍以感冒为例，由于发病的季节不同，治法也不同。暑季感冒，多由于感受暑湿邪气，在治疗时常用芳香化浊药物以祛暑湿，这与发生于其他季节的感冒治法就不相同。相反，一些不同的疾病，在其发展过程中出现了相同的病机，也可采取相同的方法治疗，这就是"异病同治"。比如久痢脱肛、子宫脱垂等，虽然是不同的病，如果均辨证为中气下陷证，则都可使用升提中气的方法进行治疗。由此可见，中医治病主要是着眼于病机的区别，病机相同，可采用基本相同的治法；病机不同，就必须采用不同的治法。"证同治亦同，证异治亦异"，这就是辨证论治的精神实质。

二、中医学的哲学思想

（一）阴阳学说

阴阳学说是中国古代朴素的对立统一论。《黄帝内经》引用阴阳学说来解释医学中诸多问题以及人与自然的关系，将阴阳学说与医学相结合，发展成为中医学的阴阳学说。阴阳学说贯穿于中医学的各领域，是用阴阳的运动规律解释人体的生命活动、指导临床实践的一种基本理论，是中医学理论体系的重要组成部分。

阴阳，是对自然界相互关联的某些事物和现象对立双方的概括，即含有对立统一的概念。一般来说，凡是运动着的、外向的、上升的、温热的、明亮的都属于阳的特性；而相对静止的、内守的、下降的、寒冷的、晦暗的皆属于阴的特性。阴和阳，既可代表相互对立的事物，又可用以分析一个事物内部所存在着的相互对立的两个方面。前者如天与地，昼与夜，水与火等，后者如人体内部的气和血，脏和腑等。因此，阴和阳的属性，可以作为区分事物或现象属性的标准。

事物的阴阳属性，并不是绝对的而是相对的。这种相对性，一方面表现为阴阳双方是通过比较而区分阴阳的。另一方面，表现于阴阳中复有阴阳。正如《黄帝内经·素问·阴阳离合论》所说："阴阳者，数之可十，推之可百，数之可千，推之可万，万之大不可胜数，然其要一也。"

阴阳之间的关系主要包括阴阳对立制约、消长平衡、互根互用和相互转化等四个方面。自然界一切事物和现象都存在着相互对立的阴阳两个方面，其相互制约的结果是使事物取得了动态平衡，而人体阴阳的平衡也使人体的生理功能处于正常状态。另外，阴阳又有相互依存、互为根本的关系，即阴阳的"互根互用"，指阴阳任何一方都不能脱离对方而单独存在，正所谓"孤阴不生，独阳不长"。而阴和阳之间的对立制约、互根互用，并不是处于静止的和不变的状态，而始终处于不断的运动变化之中，此消彼长，此长彼消。当阴阳的消长稳定在一定范围内，称为"消长平衡"。在一定条件下，阴阳可以向其相反的方向转化。这种转化一般都产生于事物发展变化的"物极"阶段，即"物极必反""重阴必阳，重阳必阴"。

中医学对机体异常状态的阐述总体是以阴阳为纲，认为阴阳的相对协调是健康的表现，而疾病的发生及其病理过程，则是因某种原因使阴阳失去平衡所致。

（二）五行学说

同阴阳学说一样，五行学说也属于古代哲学的范畴。五行，即是木、火、土、金、水五种物质的运动。五行学说认为世界上的一切事物，都是由木、火、土、金、水五种基本物质之间的运动变化而生成的。是以木、火、土、金、水五种物质的特性及其"相生"和"相克"规律来认识世界、解释世界和探求宇宙规律的一种世界观和方法论。

五行学说贯穿于中医学的各个方面，用以说明人体的生理、病理，并指导临床的诊断和治疗，成为中医学理论体系的重要组成部分。

1. 五行特性

五行的特性，是古人在长期的生活和生产实践中，在对木、火、土、金、水五种物质的朴素认识基础上，对其特性加以抽象而逐渐形成的理论。一般认为，《尚书·洪范》所说的"水曰润下、火曰炎上、木曰曲直、金曰从革、土爰稼穑"是对五行特性的经典概括。

"水曰润下"指水的特性。水具有滋润和向下的特性，引申为具有寒凉、滋润、向下运行的事物，均归属于水。人体五脏中的肾藏精主水，属水。

"火曰炎上"指火的特性。火具有温热、上升的特性，引申为具有温热、升腾作用的事物，均归属于火。心阳具温煦之功，属火。

"木曰曲直"指木的特性。树木的生长形态，一般都是枝干曲直，向上向外舒展，引申为具有生长、升发、条达舒畅等作用或性质的事物，均归属于木。肝喜条达而恶抑郁，具疏通气血，调畅情场的功能，属木。

"金曰从革"指金的特性。"从革"是"变革"的意思，引申为具有清洁、肃降、收敛等作用的事物，均归属于金的特性。肺具有清肃之性，属金。

"土爱稼穑"指土的特性。土有播种和收获农作物的作用，引申为具有生化、承载、受纳作用的事物，均归属于土。故有"土载四行"和"土为万物之母"之说。脾主运化水谷，化生精微以营养全身，为气血生化之源，属土。

2. 事物五行属性推演和归类

事物的五行属性，并不等同于木、火、土、金、水本身，而是将事物的性质和作用与五行的特性相类比，具有类同于某一行特性的事物或现象，即被归纳到该行中去。如事物的性质与木的特性相类似，则归属于木，与火的特性相似，则归属于火等。

五行学说不但将人体的脏腑及组织器官分别归属于五行，用以阐释人体脏腑组织之间在生理、病理方面的复杂联系，还将自然界的五方、五时、五气、五味、五色等与人体的五脏生理系统联系起来，以说明人体与外在环境之间的相互关系。体现了"人与天地相应"的整体观念（表1-1）。

表1-1 事物属性的五行归类表

自然界							五行	人体						
五音	五味	五色	五化	五气	五方	五季		五脏	五腑	五官	五体	五志	五液	五脉
角	酸	青	生	风	东	春	**木**	肝	胆	目	筋	怒	泪	弦
徵	苦	赤	长	暑	南	夏	**火**	心	小肠	舌	脉	喜	汗	洪
宫	甘	黄	化	湿	中	长夏	**土**	脾	胃	口	肉	思	涎	缓
商	辛	白	收	燥	西	秋	**金**	肺	大肠	鼻	皮	悲	涕	浮
羽	咸	黑	藏	寒	北	冬	**水**	肾	膀胱	耳	骨	恐	唾	沉

3. 五行的生克乘侮

相生，指这一事物对另一事物具有促进、助长和资生的作用。五行相生，是指木、火、土、金、水之间存在着有序的依次递相资生、助长和促进的关系。五行之间相生的次序是：木生火，火生土，土生金，金生水，水生木。在五行相生关系中任何一行都有"生我"和"我生"两方面的关系。以火为例，由于木生火，故"生我"者为木；由于火生土，故"我生"者为土。中医学运用五行的相生理论，说明五脏之间的生理、病理关系。生理上五脏相互资生，病理上五脏病变可按相生关系传变。

相克，指这一事物对另一事物的生长和功能具有抑制和制约的作用。五行相克，是指木、火、土、金、水之间存在着有序的间隔递相克制、制约的关系。五行之间相克的次序是：木克土，土克水，水克火，火克金，金克木。运用五行的相克理论，以说明五脏之间的相互制约关系。

相乘、相侮是指五行之间的生克制化遭到破坏后出现的不正常相克现象。

（三）精气学说

精气学说是对中医学影响最大的中国古代哲学之一。所谓气，是指一切无形的、不断运动的、活力很强的物质。中国古代的哲学家认为，世界上的一切都是由"气"构成的。气有两种状态：一种以弥散而剧烈运动的状态存在，细小、分散，加之不停地运动，用肉眼难以看见，故称为"无形"；另一种以凝聚的状态存在，原本细小而分散的气，凝聚集中在一起，就形成了看得见、摸得着的实体，称为"形实"。一般把前者称为"气"，后者称为"形"。故有"气聚则形成，气散则形亡"之说。气的运动，称为"气机"。通过气的运动，产生各种各样的变化，称为"气化"。气化的表现形式十分复杂。宇宙万物的变化，皆属气化，比如动物、植物的生长发育、衰老死亡无一不属于气化之列。气化也是永无休止的。

精气是气中精华，是生命产生的本原，也是生命活动的动力。中医认为，人出生之前，在母体中已经获得了先天之精气；出生以后，通过肺吸入大自然（天）之清气，由脾胃吸收水谷生化之精气。三气相合，化生人体之精气。人的五脏、六腑、形体、官窍、血脉、津液等，都是有形之静物，必须在气的推动下才能活动，行使各自的功能，并相互协调，构成一个有机整体。精气充足，则人体的生理活动正常，生命力旺盛；精气不足（称为气虚），无力推动全身或局部的生理功能，则出现相应的虚弱病症。

精、气、神的关系在中医理论中占据非常重要的地位。所谓精，在中医学中有三种理解：一是指世界上所有气的精粹部分；二是泛指人体中一切有用的成分；三是专指肾脏中所藏之精，即肾精。所谓神，有四种含义：一是指自然界物质运动变化的表现及其内在规律；二是指人体内一切生命活动的主宰者；三是一切生物生命力的综合外在表现，即所谓"得神者昌，失神者亡"中的神；四是指人的精神意识思维活动。这四种概念中，后三种与中医学的关系非常密切。精可化气，气可化精，精气互化。精气生神，精气养神，而神则统驭精与气。故三者可分而不可离。

三、气血津液

气、血、津液是构成人体的基本物质，也是维持人体正常生命活动的基本物质。血是循行于脉内的红色液体；津液是人体一切正常水液的总称。气血津液是人体脏腑生理活动的产物，又为脏腑经络进行生理活动提供所必需的物质和能量，所以说气血津液也是脏腑经络功能活动的物质基础。

（一）气

1. 气的含义

气是古代人们对自然现象的一种朴素认识。古人认为，气是不断运动的、极其细微的物质，是构成整个宇宙的最基本物质，宇宙间的一切事物，都是由气的运动变化所产生的。中医学亦认为气是构成人体的基本物质，并以气的运动变化来阐释人体的生命活动。概括起来，气的含义有二：一是指构成人体和维持人体生命活动的精微物质，如水谷之气、呼吸之气等；二是指脏腑、经络的生理功能，如脏腑之气、经络之气等。二者是相互联系的。

2. 气的分类

气，充沛于全身而无处不到。根据其生成、分布和功能特点不同，分为四类。

（1）元气　元气，又名"原气""真气"，是人体最基本、最重要的气。元气由肾中精气所化生，包括元阴与元阳，它以禀受于父母的生殖之精为基础，又赖后天水谷精气的培育而成。故元气的盛衰，与肾、脾胃的功能密切相关。

元气能推动人体的生长发育和生殖，激发和调节各脏腑器官的生理功能，为人体生命活动的原动力。元气充沛，则脏腑活力旺盛，机体强健而少病。若先天禀赋不足，或后天失养，或久病耗损，均可导致元气虚衰，导致生长发育迟缓，各脏腑器官功能低下，从而产生种种病变。

（2）宗气　宗气，又名"大气"。宗气由肺从自然界吸入的清气和脾胃从饮食物中运化而来的水谷精气在胸中结合而成。故宗气的盛衰与肺、脾胃的功能密切相关。

宗气可助肺司呼吸，凡语言、声音、呼吸的强弱均与宗气的盛衰相关。同时还"助心行血"，帮助心脏推动血液运行。

（3）营气　营气是血脉中的具有营养作用的气。营气运行于血脉中，又能化生血液，故常"营血"并称。营气与卫气相对而言，属于阴，故又称"营阴"。

营气主要是由水谷精气中的精华部分所化生。营气分布在血脉之中，成为血液的组成部分；营气循脉上下，运行全身，提供营养。

（4）卫气　卫气是运行于脉外之气，有护卫之意。卫气与营气相对而言，属于阳，故又称"卫阳"。

卫气主要来自脾胃运化的水谷精气，由水谷精气中的活力最强、卫外最有力的部分组成。卫气的主要功能：护卫肌表，抗御外邪；温煦脏腑，润泽皮毛；调节肌腠的开合，控制汗液的排泄、维持体温的相对恒定。

营气和卫气，皆以水谷精气为其主要的生成来源。营在脉中，卫在脉外；营主内守而属于阴，卫主外卫而属于阳，二者必须协调，才能维持正常的腠理开合、体温调节和防御能力。

3. 气的运行

气的运动形式可归纳为升、降、出、入四种基本形式。气的升降出入运动，称作"气机"。气机是人体各种生理活动的基础，而且只有在脏腑、经络等组织器官的生理活动中，才能得到具体的体现。如肺的功能，呼气是出，吸气是入；肺气宣发属升，肃降属降。从整个机体的生理活动来看，气的升和降、出和入，必须对立统一、协调平衡。

气的升降出入运动的协调平衡，称作"气机调畅"。只有气机调畅，才能维持正常的生理活动。如不平衡，即为"气机失调"，就会发生病变。如升少降多，谓之气陷；升多降少，谓之气逆等，统称为气机失调。另外，气的运动也会影响血和津液的运行，气的运行通畅，血和津液的流动也通畅，人体处于健康状态。若气行不畅，称为气滞。若气机郁滞日久，还会引发瘀血和津液停聚。气的升降出入运动一旦止息，也就意味着生命活动的结束。

4. 气的生理功能

（1）推动作用　气的推动作用，指气具有激发和推动作用。气是活力很强的精微物质，人体的生长发育，各脏腑、经络等组织器官的生理活动，血的生成和运行，津液的生成、输布和排泄等，均有赖于气的激发和推动。

（2）温煦作用　气的温煦作用是指气对机体具有温暖、熏蒸的功能，故曰"气主煦之"。其温煦作用是通过激发和推动各脏腑器官生理功能，促进机体的新陈代谢来实现的。人体正常体温的维持，脏腑、经络等组织器官的生理活动，血和津液的运行等，都要依赖气的温煦作用。

（3）防御作用　气的防御作用是指气护卫肌肤、抗御邪气的作用。中医学用"正气"代表人体的抗病能力，用"邪气"标示一切致病因素，用正气不能抵御邪气的侵袭来说明疾病的产生。故曰："正气存内，邪不可干。"气的防御作用体现在气既能护卫肌表，防御外邪的侵犯，又能与侵入人体的病邪作斗争，驱邪外出，使身体康复。

（4）固摄作用　气的固摄作用，指气对血、津液、精液等液态物质的稳固、统摄，以防止无故流失的作用。如固摄汗液、尿液、唾液、胃液、肠液、精液、月经、白带等，控制其分泌排泄量，防止无故流失；固摄胃、肾、子宫、大肠等脏器，不致下移。

气的固摄作用和推动作用相辅相成，相互协调，调节和控制着体内液态物质的正常运行、分泌和排泄。

（5）气化作用　气化，指通过气的运动而产生的各种变化。气化作用，实际上是体内物质转化和能量转化的过程。如食物先转化成水谷精微，然后再化生成精、气、血、津液；津液经代谢，转化为汗液和尿液而排出体外；经消化后的食物残渣，转化成粪便排出等，都是气化作用的具体表现。

（二）血

1. 血的含义

血是循行于脉中的富有营养的红色液态样物质，是构成人体和维持人体生命活动的基本物质之一。血必须在脉中正常运行，才能发挥其生理功能。

血主要由营气和津液所组成。血液生成的过程，是饮食物经胃的腐熟和脾的运化，转化为水谷精微，水谷精微经脾的升清而上输于肺，通过心肺的气化作用，注之于脉，化而为血。另外，精血同源，精血可相互资生和转化，精可化血。

2. 血的运行

血在脉中循环运行，心、肺、肝、脾、脉构成了血的循环系统。心气是推动血液在脉中运行的基本动力；循行于周身的血脉汇聚于肺，通过肺气的作用才能布散至全身；同时，血液能正常循行不溢出脉外，有赖于脾气的统摄；根据人体动静的不同情况，肝脏能调控脉管中的血液流量，使脉中循环的血量维持相对恒定水平。所以，血液的正常运行，需要各脏的相互配合，其中任何一脏功能失常，都可导致血液运行失常而产生疾病。此外，其他因素，如脉道是否通利，血的寒热等，也会直接影响着血液运行。

3. 血的生理功能

血具有营养和滋润全身的生理功能。血液含有人体所需的各种营养物质，通过气的推动，循经脉运行全身，而全身各脏腑组织器官都依赖于血液的营养和滋润，才能维持正常的生理功能。血的营养和滋润作用，体现在面色的红润、肌肉的丰满壮实、皮肤毛发的润泽有华以及感觉和运动的灵活自如等方面。另外，血是神的主要物质基础，心神活动的正常与否有赖于血液的濡养。血气充盛，血脉和利，则精力充沛，思维敏捷。

（三）津液

1. 津液的含义

津液是机体内一切正常水液的总称，是构成人体和维持人体生命活动的基本物质之一，包括各脏腑组织器官内的液体及其正常的分泌物。

津和液，虽同属于水液，同源于饮食水谷，均有赖于脾胃而生成，但在性状、功能及分布部位等方面又有区别。一般而言，津性质较清稀，流动性大，主要布散于体表皮肤、肌肉和孔窍，并能渗注于血脉起滋润作用；液性质较稠厚，流动性小，可灌注于骨节、脏腑、脑、髓等组织起濡养作用。津和液可以互相补充、互相转化，故常津液并称。

津液的生成，主要是通过胃对饮食水谷的"受纳腐熟"，小肠的"分清别浊"，然后"上输于脾"，清者经脾运化，成为津液，再散津于肺而布散全身。

2. 津液的输布排泄

津液的输布，主要是通过脾的运化，肺的通调水道和肾的蒸腾气化而实现的；同时，还与肝的疏泄，三焦的决渎，通利水道有关。

津液的排泄，主要是通过肾将下输膀胱的水液蒸腾气化后形成尿液而排出；通过肺将宣发至体表的津液化为汗液而排出，在呼气时也可带走部分水液；通过大肠排出粪便时带走一些残余的水液。

津液的生成、输布和排泄，是一个复杂的生理过程，是多脏腑组织器官相互协调配合的结果，其中肺、脾、肾三脏尤为重要。

3. 津液的生理功能

津液既是血液的重要组成部分，同时又有滋养和滑利血脉的作用；其在自身代谢的过程中，又通过汗液和尿液，将人体代谢废物不断地排出体外。

四、脏腑

脏腑是人体内脏的总称，根据生理功能特点的不同，分为五脏（心、肺、脾、肝、肾）、六腑（胆、胃、大肠、小肠、膀胱、三焦）和奇恒之腑（脑、髓、骨、脉、胆、女子胞）三类。

中医学认为，脏、腑和奇恒之腑在形象上、功能上，都具有不同的特点。从形象上看，五脏属于实体性器官；从功能上看，五脏是主"藏精气"，即生化和贮藏气血、津液、精气等精微物质，主持复杂的生命活动。所以《黄帝内经·素问·五脏别论》说："五脏者，藏精气而不泻也，故满而不能实"。所谓"腑"通"府"，有府库之意。从形象上看，六腑属于中空管腔性器官；从功能上看，六腑是主"传化物"，即受纳和腐熟水谷，传化和排泄糟粕，主要是对饮食起消化、吸收、输送、排泄的作用。所以《黄帝内经·素问·五脏别论》说："六腑者，传化物而不藏，故实而不能满也"。所谓奇恒之腑，是指不同于六腑的腑。奇者异也，恒者常也。由于奇恒之腑形多中空，与腑相近；而内藏精气，又类于脏，故称之为"奇恒之腑"。《黄帝内经·素问·五脏别论》说："脑、髓、骨、脉、胆、女子胞，此六者，地气之所生也，皆藏于阴而象于地，故藏而不泻，名曰奇恒之腑"。

中医学对脏腑生理、病理的认识，古称藏象学说。"藏"是指藏于体内的脏腑，"象"是指人体内在脏腑的生理功能和病理变化反应于机体外部的征象。藏象是指隐藏在人体内部的脏腑，其生理功能、病理变化表现于外的征象。藏象学说，是通过对人体外部生理、病理现象的观察，来探求人体内部各脏腑组织的生理功能、病理变化及其相互关系的学说。

藏象学说的主要特点，是以五脏为中心的整体观。这一个整体观，主要体现在：以脏腑分阴阳，脏为阴，腑为阳，一阴一阳配一脏一腑，由经络络属而成表里。五脏与形体诸窍联结成一整体。所谓"形体"，其广义者，泛指具有一定形态结构的组织，包括头、躯干和脏腑在内；其狭义者，指皮、肉、筋、骨、脉五种组织结构，又称五体。所谓"官窍"，官指机体有特定功能的器官，如耳、目、口、唇、鼻、舌，又称五官，它们分属于五脏，为五脏的外候。五脏生理功能之间的平衡协调，是维持机体内在环境相对恒定的重要环节；同时，通过五脏与形体诸窍的联系、五脏与精神情志活动的关系，来沟通体内外环境之间的联系，维系着体内外环境之间的相对平衡协调。

需要注意的是，藏象学说中的心、肺、脾、肝、肾等脏腑的名称，不单纯是一个解剖学的概念，其虽与现代人体解剖学的脏器名称相同，但在生理、病理的含义中，却不完全相同。藏象学说中一个脏腑的生理功能，可能包含着现代解剖生理学中几个脏器的生理功能；而现代解剖生理学中的一个脏器的生理功能，亦可能分散在藏象学说的某几个脏腑的生理功能之中。

（一）五脏

五脏，是心、肺、脾、肝、肾的合称。虽然五脏的生理功能各有专司，但心的生理功能是起着主宰的作用。五脏之间各种生理功能活动是相互依存、相互制约和相互协调平衡的。

1. 心

心为神之舍，血之主，脉之宗，为阳中之阳，主宰着人体生命活动的作用，为"君主之官"。心开窍于舌；在体合脉；其华在面；在志为喜；在液为汗；与小肠相为表里。心的主要生理功能为主血脉和主神志。

（1）主血脉 血指血液；脉指脉管，是血液运行的通道。心主血脉，包括主血和主脉两个方面，是指心有推动血液在脉管中运行，以营养全身的功能。心、脉、血三者共同组成一个循环于全身的系统，其中心起着主导作用。心与脉直接相连，互相沟通，血液在心和脉中不停地流动，周流复始，如环无端。血液在脉管内正常运行，主要依赖于心气的推动，同时还有赖于血液的充盈和脉道的通利。

（2）主神志 主神志亦称主神明、心藏神。神有广义和狭义之分。广义的神是指人体生命活动的外在表现。心对人体生命活动起着主宰的作用，人体的五脏六腑在心的指挥和调节下，彼此协调，才能共同完成人体的生命活动。狭义的神是指人的精神、意识和思维活动。神志与五脏相关，但主要归属为心的生理功能。

血是神的主要物质基础，心主神的功能与心主血脉的功能关系密切。心的气血充盈，血行畅通，则神志清晰，思维敏捷。若心的气血不足，血行迟缓，则可出现精神萎靡，反应迟钝，甚至神志恍惚等。

2. 肺

肺在人体脏腑中位置最高，故称肺为华盖。肺在体合皮，其华在毛；开窍于鼻；在志为悲；在液为涕；与大肠互为表里。肺属阳中之阴，在人体气和津液的代谢中非常重要。肺的主要生理功能有以下三点。

（1）主气、司呼吸、主声音

①主气：包括主一身之气和呼吸之气两方面。肺主一身之气，指肺有主持、调节全身之气的作用。肺主呼吸之气，指人体通过肺的呼吸，进行着体内外的气体交换。

②司呼吸：指肺有呼吸功能，呼吸功能是肺主气作用的基础。肺的呼吸功能正常，才能保证气的生成，并促使气机调畅。若肺的呼吸功能减弱，影响宗气的生成和气的运动，可出现呼吸无力、气短、懒言、语音低微等气虚证候；若肺的呼吸功能丧失，其主气功能无法行使，生命活动也就随之终结。

③主声音：肺与咽喉相通，咽喉的通气和发音，都依赖于肺气的作用。肺气和则呼吸利，声音能彰；若肺有病变，则出现喉痒、音哑等。

（2）主宣发肃降，通调水道 "宣发"，即宣布发散，指肺气向上升宣和向外布散的作用。肺主宣发的功能有三个方面：一是通过肺排出体内的浊气；二是将脾转输至肺的水谷精微和津液布散于全身，外达于皮毛；三是宣发卫气，调节腠理的开合，将津液的代谢产物化为汗液，排出体外。若肺气失宣，可出现呼气不利、胸闷、咳嗽、鼻塞、无汗等。

"肃降"，即清肃下降，指肺气向下通降和使呼吸道保持洁净的作用。肺主肃降的功能亦有三个方面：一是通过肺气的下降作用，能充分吸入自然界的清气；二是将吸入的清气和由脾转输至肺的津液、水谷精微向下布散；三是肃清肺和呼吸道内的异物，保持洁净。若肺失肃降，可出现呼吸短促、喘息、咯痰。

肺的宣发与肃降在生理上相互协调、相互制约，病理上相互影响。

"通调"即疏通调节，"水道"即水液运行的通道。通调水道指肺通过宣发和肃降对体内水液的输布、运行和排泄起着疏通和调节作用。肺气宣发，将水液布散全身，并调节汗液的排泄；肺气肃降，将水液向下输送，经肾和膀胱的气化作用，生成尿液排出体外。若肺失宣降，则通调功能失调，可发生水液停聚而生痰、生饮，甚至水肿。

（3）朝百脉，主治节　"朝百脉"，指全身的血脉都朝会于肺。全身的血液都通过百脉会聚于肺，通过肺的呼吸作用进行气体交换，然后在心气和肺气的共同作用下输布到全身。

"治节"，即治理调节，指肺具有治理调节全身脏腑及其功能的作用。肺主治节的功能有四个方面：一是肺主呼吸，人体的呼吸运动是节律性的一呼一吸；二是随着肺的呼吸运动，调节全身之气的升降出入运动；三是通过调节气的升降出入运动，辅助心脏，推动和调节血液的运行；四是通过肺的宣发肃降，治理和调节津液的输布、运行和排泄。

3. 脾

脾属阴中之至阴，是人体最重要的脏器之一。在体合肉，主四肢；开窍于口，其华在唇；在液为涎；在志为思。脾和胃互为表里。脾和胃是机体对饮食进行消化、吸收并输布其精微的主要脏器。出生之后，机体生命活动的延续和气血津液的生化，都依靠于脾胃运化的水谷精微，因此称脾胃为气血生化之源，后天之本。其主要生理功能为以下三点。

（1）主运化　"运"，即转运输送，"化"即消化吸收。脾主运化，主要依赖于脾气的作用，把水谷转化为精微，并吸收转输至全身的生理功能，包括两个方面：一是运化水谷。指对饮食的消化、吸收。饮食入胃，脾助胃将水谷化为精微，后经过脾的转输和散精功能，将水谷精微布散全身，以营养五脏六腑及各组织器官。若脾运化功能失常，可出现食欲不振、腹胀、便溏等。二是运化水液。指脾对水液的吸收、转输和布散作用。脾将饮食水谷中的水液，清者吸收散精于肺而布散全身；多余或含浊的水液，通过脾的运化、肺的通调、肾的气化等共同作用，排出体外。若脾的运化水液的功能减退，水湿停滞，可产生湿、痰、饮等病理产物，进而出现痰饮、喘咳、泄泻、水肿等。

（2）主升清　水谷精微等营养物质，称之为"清"。脾气的运行特点是以上升为主，故称"脾气主升"。脾气将水谷精微上输于心、肺、头、目，通过心肺的作用，化生气血以营养全身，此即"升清"。脾气的升清，还有防止人体内脏下垂的作用。若脾不升清，可出现神疲乏力、头晕目眩、腹胀腹泻、脱肛或内脏下垂等病证。

（3）主统血 脾统血，由于脾为气血生化之源，气能摄血，因此脾具有统摄血液在经脉中运行，防止溢出脉外的作用。如脾气健运，则气血充盈，气的固摄作用健全，血液不致外溢。若脾失健运，脾气的固摄功能减弱，血不归经而导致出血，称为"脾不统血"，多见于慢性出血的病证。

4. 肝

肝为阴中之阳，在体合筋，其华在爪；在窍为目；在志为怒；在液为泪。肝胆二者不仅互为表里，而且肝与胆本身也直接相连。其主要生理功能为主疏泄和主藏血。

（1）主疏泄 "疏"即疏通，"泄"即升发、开泄。肝主疏泄，是指肝具有疏通、调达、升发的特性，有调畅人体全身气机的功能。肝的疏泄功能表现在以下几方面。

①调畅气机：肝主疏泄直接影响气机调畅，协调着气血的正常运行。肝的疏泄功能正常，气血和调。肝的疏泄功能异常，一方面表现为疏泄不及，使气机郁结，气行阻滞，可见闷闷不乐、悲忧欲哭，胸胁、两乳或少腹胀痛不适；若兼血行瘀阻，则胸胁刺痛。另一方面表现为升发太过，令肝气上逆，可见面红目赤、头目胀痛、烦躁易怒；血随气逆，可见吐血、咯血，甚至薄厥。

②调节情志：人的精神情志活动，除了由心所主之外，还与肝的疏泄功能密切相关。肝的疏泄功能正常，气机调畅，气血和调，则心情舒畅。若肝的疏泄功能失常，气机失调，就可引起情志的异常变化，常表现为抑郁和亢进两方面。肝气抑郁则见郁闷不乐、多疑善虑、胸胁胀满等；肝气亢盛则急躁易怒、失眠多梦、头胀头痛、头晕目眩等。另外，情志活动异常，又常常影响肝的疏泄，导致肝气郁结或疏泄太过的病变。故有"郁怒伤肝"之说。

③促进消化：肝的疏泄功能正常，是保持脾胃升降协调的重要条件。肝失疏泄，可致脾胃升降失常，影响其纳运功能，出现嗳气、呕恶、腹痛、腹泻等症状。肝气郁结，还影响胆汁的分泌与排泄，可出现口苦、纳呆，甚或见黄疸等。

④疏通水道：水液的运行有赖于气的推动，肝主疏泄，调畅气机，通利三焦，疏通水道。若肝失疏泄，三焦气机阻滞，水道不利，水液不行，可出现痰饮、水肿等病变。

⑤调理冲任：冲脉为血海，其血量主要靠肝的疏泄来调节；任脉为阴脉之海，与肝经相通。肝的疏泄影响着冲任二脉的通利协调。肝的疏泄正常，则任脉通利，冲脉充盈，月经应时，孕育正常；肝失疏泄，则冲任失调，气血不和，可致经行不畅、痛经、闭经、不孕等。

（2）主藏血 肝藏血，指肝具有贮藏血液、调节血量和防止出血的功能。肝内贮藏血液，首先可濡养自身，以制约肝阳，避免肝阳升腾太过、亢逆为害。其次能调节人体各部分的血量分配，当活动剧烈或情绪激动时，肝会将贮藏的血液向外输布；而安静休息或情绪稳定时，外周的血液需要量相对减少，部分血液便归藏于肝。此外，肝藏血还有防止出血的作用。肝藏血的功能失常，可致血液亏虚或血液妄行，还可引起机体许多部位的血液濡养不足的病变。

5. 肾

肾与人体的生长发育及生殖关系密切，同时也是人体全身阴阳的根本。肾在体合骨；开窍于耳和二阴；其华在发；在志为恐；在液为唾；与膀胱相为表里。肾属阴中之阴，是人体最重要的脏器之一。其主要生理功能为主藏精、主水、主纳气。

（1）主藏精　肾藏精，是指肾对精气有摄纳、贮存、封藏的生理功能。肾所藏的"精"，按其来源可分为"先天之精"和"后天之精"。"先天之精"禀受于父母，与生俱来，是形成生命的原始物质，具有促进生长发育和生殖的功能，所以说"肾为先天之本"。"后天之精"，指出生之后，摄入的饮食经脾胃运化而生成水谷精微及脏腑在生理活动中化生出的精气，是维持人体正常生命活动的基本物质。"先天之精"依赖于"后天之精"的不断培育和充养，才能充分发挥其生理功能；"后天之精"又必须依赖于"先天之精"的活力资助，才能不断地摄入和化生。二者相辅相成，共同维持人体的生命活动和生殖能力。

精能化气，气能生精，精气互化。肾精所化之气，称为"肾气"。肾精和肾气互生互化，密不可分，常合称为"肾中精气"。肾所藏精气是人体生命活动之本，主要功能是主持人体的生长、发育和生殖。从阴阳属性的角度，可把肾中精气的生理功能概括为肾阴和肾阳两个方面：对人体各脏腑组织器官起滋养、濡润作用的称为肾阴；对人体各脏腑组织器官起推动、温煦作用的称为肾阳。肾阴和肾阳，是人体各脏阴阳的根本，又称元阴和元阳、真阴和真阳。肾阴和肾阳之间，相互制约、相互依存、相互为用，共同维持着肾脏本身及各脏腑的阴阳相对平衡。若这种相对平衡遭到破坏而又不能自行恢复时，则可形成肾阴虚、肾阳虚或肾阴阳两虚的病理状态。由于肾阴、肾阳为其他脏腑阴阳的根本，若其他脏腑有病，发生阴阳失调，日久必然影响于肾，导致肾中精气受损。所以，临床有"久病及肾"之说。

（2）主水　肾主水，是指肾具有主持和调节人体水液代谢的功能。人体的水液代谢，与肺、脾、肾三脏有关，但主要是依靠肾对水液的蒸腾气化作用。肺的通调，脾的运化，均有赖于肾的气化作用。尿液的生成和排泄，更与肾的气化作用直接相关。因此，肾中精气的蒸腾气化，主宰着整个水液代谢。若肾的气化失常，开合不利，可致少尿、水肿等。若气不化水，关门失约，可致小便清长、尿多、尿频等。

（3）主纳气　肾主纳气，是指肾具有摄纳肺所吸入之清气而调节呼吸的功能。人的呼吸虽为肺所主，但吸入之气必须下归于肾，由肾为之摄纳，呼吸才能通畅、均匀和调。只有肾气充足，摄纳正常，才能使肺的气道通畅，呼吸均匀。若肾气不足，摄纳无权，则见呼多吸少，呼吸困难，动则气喘，称为"肾不纳气"。

（二）六腑

六腑，是胆、小肠、胃、大肠、膀胱和三焦的总称，它们的主要生理功能是受盛和传化水谷，即"传化物"。饮食入口，通过食道入胃，经胃的腐熟，下传于小肠，经小肠的分清泌浊，其清者（精微、津液）由脾吸收，转输于肺，从而布散全身，以供脏腑经络生命活动之所需；其浊者（糟粕）下达于大肠，经大肠的传导，形成粪便排出体外；而废液则经肾的气化而形成尿液，渗入膀胱，排出体外。

六腑的生理特性是"泻而不藏""实而不能满"，具有通降下行的特性。每一腑都必须适时排空其内容物，才能保持六腑通畅，功能协调，故有"六腑以通为用，以降为顺"之说。若通和降得太过与不及，均属于病态。

1. 胆

胆附于肝，为六腑之一，又属奇恒之腑。胆的主要生理功能是贮存、排泄胆汁和主决断。

胆汁生成于肝，为肝之余气所化，贮存于胆。胆汁依赖肝的疏泄，注入小肠，以助食物的消化，使脾胃的运化功能得以正常进行。肝的疏泄正常，胆汁排泄畅达，脾胃运化健旺。

胆主决断是指胆具有判断事物、作出决定措施的功能。胆与肝相表里，肝主谋虑，胆主决断的功能，必须相互配合，才能作出正确的决断。

2. 胃

胃分三部，分别称为上脘、中脘、下脘，合称胃脘。胃的主要生理功能是受纳与腐熟水谷和主通降。

受纳即接受、容纳。腐熟即指水谷经胃初步消化后变成食糜的过程。水谷入口，经过食道，容纳于胃，故称胃为"水谷之海"。水谷经过胃的腐熟，下传于小肠，其精微经脾的运化而营养全身。

胃主通降，是指胃具有将食糜向下输送至小肠、大肠，并促使糟粕排泄的功能。胃气以降为和，以通为用，从而保证水谷的不断下输和消化吸收。

3. 小肠

小肠的主要生理功能是受盛化物和泌别清浊。

受盛，即接受，以器盛物之意。化物指彻底消化、化生精微之意。小肠受盛化物是指小肠接受经胃初步消化的食物后，须让食物在小肠停留一定的时间，以利进一步消化吸收，并将水谷化为精微，分成清浊两部分。

泌即分泌，别即分别。泌别清浊，是指小肠对食物进一步消化的同时，随之进行分清别浊的功能。其中清者，即精微物质，经脾上输于肺，以营养全身；浊者，即食物残渣糟粕，下输大肠，形成粪便；并将剩余的水液经肾的气化渗入膀胱，形成尿液，故有"小肠主液"之说。

4. 大肠、膀胱、三焦

大肠的主要生理功能是传化糟粕。传化，即传导、变化。大肠接受小肠下输的食物残渣，向下传导；同时，吸收其中部分水液，将糟粕变化为粪便，经肛门排出体外。

膀胱的主要生理功能是贮存和排泄尿液。水液经肾的气化生成尿液，下输于膀胱。当膀胱内的尿液贮存到一定量时，再经肾和膀胱的气化作用而排出体外。

三焦的主要生理功能是通行元气和运行水液。元气是人生命活动的原动力，根源于肾，通过三焦而充沛于全身，所以说三焦是元气运行的通道。三焦通行元气的功能，关系到全身的气化作用。三焦同时是水液升降出入的通路。具有疏通水道，运行水液的作用，其功能正常是人体水液代谢正常的前提。

五、病因

病因指破坏人体正常的相对平衡状态而引起疾病的原因，又称为"致病因素"。致病因素是多种多样的，诸如气候的异常，疫疠、精神刺激、饮食劳倦、跌仆金刃外伤以及虫兽所伤，等等，均可导致疾病的发生。中医学在宋代将病因明确归为三类，即六淫邪气为外因；七情所伤为内因；饮食、劳倦、虫兽、金刃等为不内外因。此外，在疾病的过程中，原因和结果是相互作用的，在某一病理阶段是结果的东西，在另一阶段中则可能成为原因，如痰饮和瘀血等，既是脏腑气血功能失调所形成的病理产物，反过来又能成为某些病变的致病因素。

（一）六淫

六淫，即风、寒、暑、湿、燥、火六种外感病邪的统称。通常情况下，风、寒、暑、湿、燥、火，称为"六气"，是自然界六种不同的气候变化。由于六气的不断运动变化，导致一年各季气候的不同，即春风、夏暑（火）、长夏湿、秋燥、冬寒。人体在正常情况下具有适应外界气候变化的能力，所以正常的六气并不使人致病。只有四时气候急剧变化或出现反常气候，超过人体适应能力，或人体的正气不足，抵抗力下降，不能适应气候变化，这时六气才成为致病因素，这种情况下的六气，称为"六淫"。淫，有太过和浸淫之意。由于六淫是不正之气，故又称"六邪"，是一切外感病的主要致病因素。一般有以下特点：

1. 外感性

六淫致病，多先侵犯肌表，或从口鼻而入，或二者同时受邪，然后由表入里，由浅入深，故常称为"外感六淫"。

2. 季节性

由于气候因季节而不同，六淫致病也同样有季节性。如夏季多暑病，冬季多寒病等。

3. 区域性

由于气候因区域而不同，故六淫致病也同样有区域性。如西北多燥病，东北多寒病等。另外，久居湿地易受湿而为病，高温环境长时间作业，又常有燥热或火邪为病等。

4. 相兼性

六淫邪气既可由某种邪气单独致病，又可两三种邪气相兼为病。如风寒感冒、风寒湿痹等。

5. 转化性

六淫在发病过程中，不仅可以相互影响，而且在一定的条件下可以相互转化，如寒邪入里可以化热，湿邪郁久可以化火伤阴等。

（二）疫疠

疫疠，又称瘟疫、疫气、疠气等，是一类具有强烈传染性的病邪。以其为病，长幼相似，一方有病，如差役之不可免，故名"疫气"；又以其病颇重，"如有鬼厉之气"，故名之为"疠气"。疫疠致病有以下特点：

1. 发病急骤，病情险恶

疫疠为病，具有发病急骤，来势凶猛，病情险恶，变化多端，传变较快的特点。大多具有一派热盛之象，致病力极强，死亡率极高。

2. 传染性强，病状相似

疫疠为病，具有强烈的传染性，可以通过多种途径，在人群中广为流传。感染同一种疫疠者，不分年龄、性别，其病情和症状表现大致相同。

3. 一气一病

疫疠是一大类具有强烈传染性和致病性邪气的总称，其所致疾病的种类很多。但每一种疫疠所导致的疾病，都有别于其他种类疫病的临床特征和病变规律。疫气致病，可以散在发生，也可以形成疫疠流行。如疫痢、白喉、霍乱、鼠疫等。实际包括了现代许多传染病和烈性传染病。

（三）七情

七情，即喜、怒、忧、思、悲、恐、惊七种情志活动，是人体对外界客观事物的不同情感反应。一般情况下，七情属于人的正常生理活动，并不是致病因素。只有突然、强烈或长期持久的情志刺激，超过了人体生理所能调节的范围，使人体脏腑气血阴阳失调，才会导致疾病的发生。因七情致病不是由口鼻、皮毛而入，而是直接影响内脏，故属内伤病因。七情致病特点有三：一是直接伤及内脏，如喜伤心、怒伤肝、悲忧伤肺、思伤脾、惊恐伤肾。由于心主神明，肝主疏泄、调畅情志，故情志所伤尤易伤及心、肝两脏；二是影响脏腑气机，如怒则气上、喜则气缓、悲则气消、思则气结、恐则气下、惊则气乱等；三是影响病情变化。七情对病情有两方面的影响：一是加重病情或使病情恶化；二是有利于病情康复。七情适当，情绪乐观，精神保持愉悦恬淡，可使病情好转或者痊愈。

（四）饮食劳逸

1. 饮食不节

饮食是人体摄取食物，转化成水谷精微及气血，维持生命活动的最基本条件。但是，饮食失宜，又常为致病因素。饮食失宜包括饥饱失常，饮食不洁和饮食偏嗜三个方面。

（1）饥饱失常　饮食以适量为宜，每个人适度的饮食量应根据其年龄、性别、体质和体力劳动程度等而不同。所谓饮食不节是指明显低于或明显高于本人的适度的饮食量，前者称为过饥，后者称为过饱。

过饥则由于摄食不足，化源缺乏，气血得不到足够的补充而衰少，故《黄帝内经·灵枢·五味》有"故谷不入，半日则气衰，一日则气少矣"之说。过饱则由于暴饮暴食，超过了人体脾胃的受纳运化能力，可导致饮食阻滞，脾胃损伤，出现脘腹胀满、嗳腐吞酸、厌食、吐泻等症。

（2）饮食不洁　饮食不洁是指食用了不清洁、不卫生、陈腐变质或有毒的食物，导致疾病发生。饮食不清洁、不卫生可引起多种肠胃道疾病，出现腹痛、吐泻、痢疾等，或引发寄生虫病。若进食腐败变质、有毒食物，常出现剧烈腹痛、吐泻，重者可出现昏迷或死亡。

（3）饮食偏嗜　饮食偏嗜就是指过分爱吃某些食物，或偏爱某味，或饮食过寒过热，从而导致膳食结构失宜，阴阳失调，影响身心平衡。饮食要注意品种的多样化，谷肉果菜，杂和以养，才能满足人体的营养需要。

2. 劳逸损伤

劳逸，包括过度劳累和过度安逸两个方面。正常的劳动和体育锻炼，有助于气血流通，增强体质；必要的休息，可以消除疲劳，恢复体力和脑力。只有过度劳累，包括体力劳动、脑力劳动及房劳的过度，或过度安逸，以至于完全不劳动、不运动，劳逸才会成为致病因素而使人发病。

（五）其他病因

1. 痰饮与瘀血

痰饮和瘀血都是在疾病过程中所形成的病理产物，但又能倒果为因，作为一种病邪，直接或间接地作用于某些脏腑组织而引起疾病，形成多种病证，故痰饮、瘀血又称继发性致病因素，或病理性致病因素。

（1）痰饮　痰饮是人体水液代谢障碍所形成的病理产物。一般较稠浊的称为痰，清稀的称为饮。只是二者同出一源，故常并称为痰饮。痰饮是由于水液停聚，不能正常布散、流通和排泄而成。痰饮一旦产生，可随气流窜全身，外而经络、肌肤，内而筋骨、脏腑，全身各处，无处不到，从而产生各种不同的病变。其致病特点表现为多个方面，如阻滞气机运行，影响水液代谢，易于蒙蔽心神以及致病范围广，变化多端等。

（2）瘀血　瘀血是指体内有血液停滞，包括离经之血积存体内，或血运不畅，阻滞于经脉及脏腑内的血液，均称为瘀血。瘀血既是血液运行失常形成的病理产物，又是具有致病性的"死血"。造成瘀血的原因有两大类，一是各种不利于血液运行的因素，致使血行迟缓不畅，凝聚停留在体内某些部位而为瘀血；二是造成各种出血的因素，由于血已离脉，却又停留于皮下或脏器，未能及时消散而成为瘀血，即所谓"离经之血"。瘀血形成之后，停积体内不散，不仅失去血液的濡养作用，还可导致新的病变发生。概括而言，其致病特点表现为多个方面：如易于阻滞气机，影响血脉运行，影响新血生以及部位固定，病证繁多等。

2. 外伤

外伤，主要指机械暴力等外力所致损伤，也包括烧烫、冷冻、虫兽蛇噬咬等意外因素所致形体组织的创伤。外伤致病，轻者仅伤及肌肤，重者可损及筋骨、内脏，甚至危及生命。可根据损伤性质分为外力损伤、烧烫伤、冻伤及虫兽所伤等类型。

3. 寄生虫

中医学早已认识到寄生虫停留体内可导致多种疾病发生。人患寄生虫病的原因一方面是饮食不洁，另一方面因脏腑失调，尤其是湿热内积，为虫的寄生创造了条件。当然钩虫、血吸虫则是直接从皮肤侵入人体。

4. 药邪医过

药邪是指用药不当造成疾病的一种致病因素。

医过是指医生的过失造成病情加重或滋生他疾，也属于引起疾病的原因之一。

5. 先天因素

所谓先天因素是指人未出生前因父母体质或胎儿发育过程中形成的病因，即先天性致病因素。假使母妊之时，调摄失常、醉酒嗜饮、愤怒惊仆，势必会影响胎儿的发育。先天的病因包括了现代医学中某些先天性和遗传性的致病因素。

六、防治原则

防治原则，是指预防疾病发生、发展和治疗疾病所遵循的基本原则，是中医基础理论的重要组成部分，是中医整体观念及辨证论治在预防学和治疗学中的具体体现。

预防是指采取一定的措施，防止疾病的发生与发展，中医亦称为"治未病"。对健康人而言，预防可增强体质，防止疾病的发生；对病人而言，预防可防止疾病的发展和传变。疾病是影响健康的重要因素，所以历代医家皆重视治未病。治未病是中医预防思想的高度概括，注重在疾病发生、发展过程中的两个重要因素：一是通过日常的调养以增强正气抗邪能力；二是避免邪气的侵害，以减少疾病发生。治未病包括未病先防、既病防变和瘥后防复三个方面的内容。

（一）未病先防

未病先防，就是在疾病未发生之前，采取各种预防措施，做好预防工作，防止疾病的发生。

疾病的发生是由正邪两个方面决定的，是人体在正气不足的情况下，邪气乘虚而入，破坏了体内的相对平衡状态而产生的。邪气是导致疾病发生的外在因素，而正气不足是疾病发生的内在原因。因此，未病先防必须从这两方面着手。

1. 调摄保养，提高正气抗邪能力

正气的强弱，与体质密切相关。一般来说，体质壮实者，正气充盛，虽有外邪，多不为其所伤；体质虚弱者，正气不足，易受邪犯。中医养生学说认为养生的核心问题在于增强体质，提高机体的抗病能力。提升正气，增强体质需要注意以下几个方面。

（1）顺应自然　人与自然界是一个整体，自然界的变化能直接或间接地影响人体，而人体对这些影响也必然相应地出现不同的生理活动或病理变化。顺应自然，就是要顺应自然法则，不违背自然规律。所以，主动地采取养生措施，使各种精神活动、起居作息、饮食五味与自然界的节律相应而协调有序，以增强正气，养护生命。

（2）调摄精神　"神明则形安"，良好的精神状态，可以增强机体适应环境和抵抗疾病的能力，达到强体防病、益寿延年的目的。通过养性调神，能改善气质，优化性格，增强自身的心理调摄能力，使人体七情调和，脏腑协调，气顺血充，因而起到预防疾病的作用。养性调神包括两方面：一是要注意避免来自内外环境的不良刺激；二是要提高人体自身心理的适应能力。

（3）护肾保精　肾为先天之本，肾中精气阴阳的盛衰与人的生长发育以及衰老进程有着密切关系。肾中精气是激发生命活动和脏腑功能的原动力，精能化气，气能生神，神能御气、御形，故精是形气神的基础。肾精充足，则精神健旺，身体健康，福寿绵长；肾精不足，则精神疲惫，体弱多病，寿命短夭。

（4）形体运动　形体的运动可使全身精气流通，气血畅达，濡养整个机体，增强抗御病邪的能力。五禽戏、太极拳、八段锦、易筋经、散步、按摩、跳舞等多种健身方法，不仅能增进机体健康，保持旺盛的生命力，预防疾病的发生，还有利于多种慢性病的治疗。

（5）合理膳食　食物的种类繁多，对人体的作用也各不相同，只有做到全面膳食，合理搭配，才能满足人体生命活动和健康长寿的需求。合理膳食要注意以下几个方面：一是合理搭配。五味对五脏有双重的作用，因此要搭配适合，不可偏颇，才有助于饮食营养的消化吸收，使膳食发挥其对人体的保养作用；二是饮食有节。指饮食要有节制，适时适量。要按照一定的时间，有规律地进食。还要按照合理的量进食。饥饱应适宜，饮食不可过饥过饱，食至七八分饱是饮食适量的标准。三是饮食宜忌。提倡注意饮食卫生，食宜清淡，勿过食肥甘厚味，并选择合理的烹饪方法。

（6）针灸、推拿调养　针灸、推拿的调养以中医经络学说为基础，以激发腧穴、调理经络气血为基本手段，从而平衡卫气营血的盛衰，和阴阳、养脏腑，达到增强体质，防病治病，益寿延年的目的。

2. 防止病邪侵害人体

病邪是导致疾病发生的重要因素，因此未病先防除注重提高正气抗邪能力外，还应同时注重防止病邪对人体的侵害。

（1）避邪防害　顺应自然，慎避外邪，以防止六淫、疠气对人体的侵害；注意外伤、虫兽伤和农药等有毒化学物质的伤害，在日常生活和劳动过程中也应注意防范。

（2）药物预防　预先服某些药物，能提高机体的免疫机能，有效防止病邪的侵袭，从而起到预防疾病的作用。由古至今，在中医预防理论的指导下，用中药预防疾病取得了良好的效果。

（二）既病防变

既病防变是指疾病发生后，应早期诊断、早期治疗，防止疾病进一步的发展与传变，使疾病在初期阶段即被治愈，从而减轻对人体的伤害。既病防变可缩短病程，保护正气，使患者早日康复，这也是中医防治思想的重要体现。

1. 早期诊治

对于疾病的诊治，中医学非常强调早期诊断和早期治疗。因为疾病过程中，由于邪正斗争和消长，常常会出现病位由浅入深，病情由轻到重，病机由较单纯到复杂的发展变化。而在疾病的初期阶段，一般病位较浅，病情较轻，病变局限，正气未衰，邪气对机体的损害也较轻浅，所以易于治疗，预后也多较好。反之如果不能及时诊治，病邪就有可能由表及里，正气受损严重，病情会趋向于更加复杂和严重，治疗也愈加困难，预后也多不良。因此，早期诊断，早期治疗，使疾病在初期阶段即被治愈，是防治疾病的重要原则。

2. 控制传变

通常情况下，疾病都有其自身发展变化的规律，除外感疾病由表及里的传变规律外，由情志刺激、饮食劳逸等引起的内伤病也会发生多种形式的病理传变，导致病情加重。因此，在治疗疾病的同时，采取适当的措施，防止其进一步传变，也是中医预防思想的重要内容。如肝属木，脾属土，根据五行的规律，肝木旺则能乘脾土而导致脾病，故临床上治疗肝病常配合健脾和胃的方法，就体现了既病防变的原则。

（三）瘥后防复

瘥后防复是指疾病初愈时，采取适当的调养方法及善后治疗，防止复发。注意避免引起复发的诱因，采取积极的康复措施，是瘥后防复的主要内容。

1. 防止复感新邪

疾病初愈，正气多有损伤，常因再次感受六淫或疫气而导致旧病复发。故注意病后的生活起居调理，慎避风寒，对防止复发有着重要意义。

2. 防止过劳

如形神过劳、早犯房事或房事过度而致复发者，称为"劳复"。因此，病后无论是工作、学习和运动都应量力而行，否则容易损伤元气，使旧病复发。

3. 防止饮食失宜

疾病初愈，因饮食失宜而致复发者，古人称之为"食复"。凡病后均应注意饮食宜清淡，搭配合理，不宜多食辛辣肥腻生硬，不宜饮酒，还应注意患病的性质与食物的性质是否协调等。

4. 防止不良情志刺激

凡病初愈，大怒、悲哀、忧虑等不良的情志刺激可引起脏腑气机紊乱，损伤正气而致旧病复发。因此，病后应注意保持心态平稳，心情愉悦，避免情志创伤。

5. 防止用药不当

病后因滥施补剂，或药物运用不当而致复发者，古人称之为"药复"。疾病初愈，正气已伤而余邪尚存，适当地运用药物调理，以扶正祛邪。但不可滥投补剂或峻猛之剂攻邪，致使体虚而不受补，导致旧病复发或因药害而另生新病。

七、体质

（一）体质的概念

体，指身体、形体；质，指特质、性质。体质是指人体生命过程中禀赋于先天，受后天多种因素影响，在其生长发育和衰老过程中，所形成的与自然、社会环境相适应的形态结构、生理功能和心理状态方面综合的、相对稳定的固有特质，这种特质往往决定其生理反应的特异性及对某些致病因素的易感性和疾病过程的倾向性。

体质是在中医理论发展过程中形成的生理病理学概念，是先后天共同作用的结果，因脏腑、经络、气血、阴阳等的盛衰偏颇而形成的素质特征，具有相对的稳定性。中医学的体质概念，充分体现了中医学"天人合一"的整体观和"形神合一"的生命观。

（二）体质的影响因素

人体禀受于先天，得养于后天，因而体质的形成、发展和变化要受到机体内外环境诸多因素的影响。先天因素，主要包括遗传、婚育以及养胎、胎教等，决定着个体体质的相对稳定性和特异性。后天因素主要包括饮食营养、生活起居、精神情绪，以及自然环境、社会环境，以及疾病和药物损害等，影响着体质的形成和发展变化。

1. 先天因素

体质的形成首先以父母之精为物质基础。《黄帝内经·灵枢·决气》载："两神相搏，合而成形。"父母的生殖之精结合形成胚胎，而后在母体气血的滋养下不断发育，从而形成了人体。因此，先天禀赋指小儿出生以前在母体内所禀受的一切特征，是体质形成的基础，是人体体质强弱的前提条件。父母双方元气的盛衰、营养状况、生活方式、精神因素等都直接影响到子代禀赋强弱。母体妊娠时胎儿发育的营养状况，对体质特点的形成也起着重要的作用。孕母饮食起居不慎，酗酒、吸烟、感染邪毒、不当用药，以及情志异常波动等，皆可影响胎儿发育，导致先天禀赋不足。先天禀赋是体质差异的决定因素，也是保持体质相对稳定的重要条件。

2. 性别因素

男女性别不同不仅具有各自不同的解剖结构，而且在生理特性方面也会显示出各自的特点。一般说，男子多禀阳刚之气，女子多禀阴柔之气，男子以气为重，女子以血为先，这在男女的偏颇体质上有所体现。

3. 年龄因素

人体的结构、功能与代谢的变化同年龄密切相关，有生、长、壮、老、已的变化规律，每个阶段的体质特征均不相同。幼儿期"稚阴稚阳"、青年期"气血渐充"、壮年期"阴阳充盛"、老年期"五脏衰弱"，从而形成体质的差异。

4. 饮食因素

后天饮食对体质的形成有重要影响。不同的食物具有不同的营养成分，亦有寒、热、温、凉的不同之性和辛、甘、酸、苦、咸的不同之味，饮食习惯和膳食结构均可影响人体气血阴阳的盛衰，从而形成稳定的功能趋向和体质特征。饮食内伤是造成偏颇体质的常见原因。长期饮食不足，可使体质虚弱；饮食偏嗜，可致气血阴阳偏盛或偏衰，形成体质偏颇。

5. 起居因素

生活起居主要包括劳逸、作息安排等日常生活和工作情况。劳逸适度，能促进身心健康，增强体质。而过度的劳累或安逸，则会影响人的体质。长期过劳，消耗气血阴阳，致脏腑精气不足，功能衰退；过度安逸，缺乏身体活动，易致气血不畅，脾胃功能减退。而作息是否有规律，也会影响脏腑功能，从而形成体质的差异。

6. 情志因素

人的情志状态，会对脏腑气血的功能活动造成影响，如《黄帝内经·素问·阴阳应象大论》所谓："怒伤肝""喜伤心""思伤脾""忧伤肺""恐伤肾"，即提示情志异常变化伤及内在脏腑，因此影响体质的形成。

7. 环境因素

自然环境、社会环境对体质的形成与发展有一定的影响。地理环境不同，则气候、物产、饮食、生活习惯等多有不同，《黄帝内经·素问·异法方宜论》特别强调了不同地区的水土、气候以及饮食、居住等生活习惯对体质形成的重要影响。受社会环境的影响，形成了长期不健康的生活方式，会促进偏颇体质的形成。

（三）体质的分类

古代中医家主要依据《黄帝内经》所论对体质进行分类，主要有阴阳五行分类、阴阳太少分类、禀性勇怯分类及体型肥瘦分类4种。随着中医学的发展，现代中医常用的体质分类法着眼于阴阳气血津液的盛衰虚实，把人体分为平和质、阳虚质、阴虚质、气虚质、痰湿质、湿热质、血瘀质、气郁质、特禀质九种体质。

1. 平和质

平和质是先天禀赋良好，后天调养合理，体态适中，精力充沛，脏腑功能正常，以阴阳气血调和、体态适中、面色红润、精力充沛为主要特征。

2. 阳虚质

阳虚质是由于阳气不足，失于温煦，以畏寒怕冷、手足不温等虚寒表现为主要特征。发病倾向为：患病多为寒证，或易从寒化，易病痰饮。

3. 阴虚质

阴虚质是由于体内阴液亏少，失于滋润濡养，以口燥咽干、手足心热等虚热表现为主要特征。发病倾向为：平素易患阴虚燥热的疾病，或病后易出现阴亏症状。

4. 气虚质

气虚质指由于元气不足，以疲乏、气短、自汗、脏腑功能状态低下等表现为主要特征。发病倾向为：平素体质虚弱，卫表不固而易患感冒，或病后正气不足易迁延难愈，易患脏器下垂、虚劳等病。

5. 痰湿质

痰湿质指由于水液内停，痰湿凝聚，以黏滞重浊，形体肥胖、腹部肥满、口黏苔腻等痰湿表现为主要特征。发病倾向为：易患消渴、中风、胸痹等病症。

6. 湿热质

湿热质指湿热内蕴，以面垢油光、口苦、苔黄腻等湿热表现为主要特征。发病倾向为：易患疮疖、黄疸等病症。

7. 血瘀质

血瘀质是体内有血行不畅的潜在倾向，或瘀血内阻的病理基础，表现出一系列外在征象，以肤色晦暗，舌质紫黯等血瘀表现为主要特征。发病倾向为：易患出血、症瘕、中风、胸痹等病症。

8. 气郁质

气郁质指由于长期情志不舒，气机郁滞，以神情抑郁、忧虑脆弱等气郁表现为主要特征。发病倾向为：易患抑郁症、脏燥、百合病、梅核气、不寐等病症。

9. 特禀质

特禀质指由于先天性和遗传因素造成的一种体质缺陷，包括先天性、遗传性的生理缺陷与相应疾病，或过敏反应等。因不同的特殊禀赋而表现各异。发病倾向为：易发生药物、花粉过敏等过敏性疾病；遗传疾病如血友病、先天愚型及"五迟""五软""解颅"等；胎传疾病如胎寒、胎热等。

第二节

药膳食疗基础理论与应用

自古以来，药物与食物一直有着十分紧密的联系，"药食同源"集中反映了中药与食物的密切关系，同时也体现了中医学与药膳食疗的密切程度。可以说，医药是从食物中分化出来的学问，作为食物的各种原料，其绝大多数均以中药的面目出现在历代本草学专著中。中药中除数百种作常用处方药外，还有如五谷杂粮、蔬菜水果、兽禽鱼蛋等食物，它们都具有一定的性能，对养生保健，防病治病，延缓衰老都有着非常重要的作用。

一、药膳食疗的特点

药膳主要由两大类原料组成，即药物与食物。药物与食物按一定的理论与原则有机组合，并以膳食的形式产生食养、食治的作用，它既是食物，又不同于普通食品。其悠远的历史和独具特色的原则与方法，都成为药膳的重要特点。

（一）历史悠久

历史是检验文化的尺度，在历史的长河中未被湮灭、未被淘汰，就证明这种文化的科学性。中医药膳起源于数千年前，可见诸文字记载的最早医官——食医，就已存在于周代帝王宫廷中。在现存医药文献及药膳的专科文献中可以看到，药膳原料在不断地增多，临床适应证在不断扩大，药膳理论在不断完善，药膳疗效在不断增强。伴随中医药学的不断发展兴盛，在中医理论指导下的这种饮食文化不但未被淘汰，反而随着历史的进程愈加完善和系统，成为一门具有其独特体系的学科。也正由于历史的验证，使中医药膳经历了漫长时间的发展，在科学发达的今天，仍能展示出它对人类健康的卓越功绩，不能不说中医药膳具有非常独特的本质。

（二）隐药于食

膳食是人体营养物质的主要来源，用以保持人体生长、发育及生命活动；药物的重要作用，在于药品的不同性能和功效，能用于调理生命体的各种生理机能，防病治病，促进机体健康。就一般概念而言，用药是治疗疾病的手段，是在疾病状态下使用的方法。药膳则是把药物的保健、治疗、预防及增强体质的作用融入日常膳食，使人们能在必需膳食中享受到食物营养和药物防治调理两方面的作用。中华民族的先人们很早就认识到了"药食同源""食养""食治"的道理，把膳食与药治有效地结合在一起，形成独具特色的"药膳"。这一方法的显著特点是融药物的治疗特性于日常膳饮中，既具有膳食提供机体营养的基本功能，也具有一般食物的色、香、味、形特征，同时也拥有防治疾病、增进健康、改善体质的重要作用。它利用了机体对营养的要求，隐含了药治的效能，使之成为适宜于各种人群的双效膳食，也开辟了一条防病治病的独特途径。

（三）辨证配伍

辨证论治一直是中医学的重要特点。它强调人体内外环境的整体性、统一性，治疗的目的始终着眼调理机体的阴阳气血，改善整体机能状态，这一原则毫无疑问更符合21世纪人们关于健康与疾病的新观念。药膳的配伍，始终遵循中医学辨证论治、辨证组方的理论原则与方法，在辨证的基础上配伍组方。始终注重机体阴阳气血、脏腑经脉的偏盛偏衰，用药膳以补偏救弊，调理阴阳脏腑，使其达到平衡协调的目的。中医药膳有别于现代营养学，它不仅提供机体所需营养物质，同时融入了治疗手段，可单独治疗或辅助药物起到治疗作用。它也有别于药物疗法，创造了以饮食为摄取疗效的新途径，避免了人们对药物治疗途径的紧张心理，在不经意的日常餐饮中获得疗效。这种双效作用在理论上的依托就是辨证施膳。

（四）注重调理

药物治疗是在机体具有疾病表现，或存在某些较明显不健康状态时所采取的应对措施，具有很强的针对性。药品的应用虽有补养滋润的方面，但总以保养正气，祛除病邪为目的。从总的原则上说，虽然仍是调理阴阳气血，目的是治疗疾病为主，一旦正复邪除，原则上即不再施药，而代之以饮食调理。药膳固然对某些疾病具有治疗作用，而其基本立足点，则是通过药物与食物的结合，对机体进行缓渐调理，尤其适用于药物治疗后的康复调理、某些慢性病证的缓渐治疗、机体衰弱时的逐步改善、平常状态下的滋补强壮，它不以急功近利为务，而以持久的、日常的、源源不断的调理获得康复、强壮。因而，药膳既可以是药治后的补充，同时，更是慢性病证，或体弱人群，或机体阴阳气血偏颇时适宜的调理方法。

（五）影响广泛

由于药膳是在日常膳饮中对机体进行调治，且随着饮食形式的变化，又产生不同的药膳形式，成为一类养生防病的特殊食品，因而它具有普通食物所不能达到的疗效，又具有一般治疗性药物所不具备的膳饮方式，成为适应于各种年龄性别、疾病状态、生活习惯人群的养生防病方法，适应证极其广泛。它不仅广泛流传于我国各民族中，即使在国外其他民族中亦具有深远影响。

二、药膳食疗的原则

药膳不同于一般饮食，使用必须遵循一定的原则。这些原则包括平衡阴阳、调理脏腑、扶正祛邪、三因制宜、勿犯禁忌等。

（一）平衡阴阳

阴阳是概括人体生理、病理的基础理论，代表相互对立统一的因素。阴阳在正常状态下处于平衡状态，即所谓"阴平阳秘"。一旦发生偏盛或偏衰的变化，出现了不平衡，就成为病理状态，表现为不同程度的病证。调治的目的，应"谨察阴阳所在而调之，以平为期"，即审清阴阳的虚实盛衰所在，恰当地施用药食，以恢复阴阳的平衡。一般情况下寒热反映阴阳的基本特性，能正确审别寒热，也就能在一定程度上分清阴阳。

（二）调理脏腑

人体各组织器官的功能，表现为五脏为中心的功能系统。人们通过相合、开窍、在体、其华等联系，把人体全部机能概括为五大系统。临床的多种病证，均以脏腑功能失调为其主要机理，表现为各脏的或虚或实，或此虚彼实，或虚实兼见。对脏腑功能的调治，就是消除病理状态，恢复人体的生理功能。食疗中以脏补脏的方法，如肝病夜盲，用羊肝、鸡肝等治疗；肾虚腰痛，用杜仲炒腰花等，是调治脏腑功能的常见方法。

（三）扶正祛邪

中医学认为，人之所以发生疾病，是由于病邪的侵袭，制约或损伤了正气，扰乱了人体的脏腑气血阴阳，治疗的目的就是祛除邪气，扶助正气，以达到正胜邪却，恢复健康。正邪的相争可能出现很多种情况，表现出不同病证，基本观点是"正气内存，邪不可干""邪之所凑，其气必虚"，故病证总与正虚与邪犯相关。邪气有外来和内生的区别，正虚有虚甚和被制约的不同。施膳必须认识是正虚为主，还是邪盛为主，是内生病邪，还是病邪外侵，然后决定施膳方法。基本原则是，邪气盛必须先祛邪，使邪去正复；正气虚甚者宜以扶正为主，使正气复而邪自却。如果邪盛而补正，或正虚而攻邪，都会使病证进一步发展，甚至恶化。

（四）三因制宜

1. 因时制宜

四时气候的变化，对人体的生理功能、病理变化均产生一定的影响。故应用食物疗法时，应注意气候特点。春季气候转温，万物生发，机体以肝主疏泄为特征，饮食应以补肝疏散为主，可选食韭菜炒猪肝、桑菊薄荷饮等；夏季炎热酷暑，万物蒸荣，腠理开泄，机体以心喜凉为特征，饮食应消暑生津为主，可选食绿豆粥、荷叶粥等；秋季凉爽干燥，万物肃杀，机体以肺主收敛为特征，饮食应平补润肺，可选食柿饼、银耳羹等；冬季气候寒冷，万物收藏，机体以肾脏阳气内藏为特征，饮食应补肾温阳，如选食羊肉羹、狗肉汤等。对于疾病辨证施食时，也应注意季节气候特点。如春夏感冒，应选食桑菊薄荷饮、荷叶粥等辛凉食物；秋冬感冒，又应选食生姜红糖茶、葱豉粥等辛温解表食物，所以食疗应适应气候，因时制宜。

2. 因地制宜

我国地域辽阔，不同地区由于地势高低、气候条件及生活习惯各异，人的生理活动和病变特点也不尽相同，所以进行食疗时，应考虑不同的地域情况，分别配制膳食。如我国东南沿海地区，气候温暖潮湿，居民易感湿热，宜食清淡除湿的食物；西北高原地区，气候寒冷干燥，居民易受寒伤燥，宜食温阳散寒或生津润燥的食物。又如感冒病，在西北宜用葱豉粥、姜糖苏叶饮等解表，在东南地区宜选食干葛粥、桑菊薄荷饮等解表。各地区口味习惯不同，如山西、陕西多喜吃酸；云贵川湘等喜欢辛辣；江浙等地则喜吃甜咸味；东北、华北各地又喜吃咸与辛辣；沿海居民喜吃海味，西北居民喜吃乳酪等，在选择食物配料和调味时应予以兼顾。

3. 因人制宜

人们的生理特征，气血盛衰是随年龄而变化的，食疗应根据年龄特征而配制膳食。儿童生机旺盛，稚阴稚阳，易伤食罹虫，饮食应健脾消食，选食山药粥、蜜饯山楂等，慎食温热峻补食物。老年人生机减退，气血不足，阴阳渐衰，饮食宜易消化而补益，如选食琼玉膏、羊脏羹等，慎食难以消化及寒凉等食物。体质的差异，使膳食有宜凉宜温，宜补不宜补的不同。阴虚质饮食宜凉，宜食养阴食品，如银耳羹、羊髓膏等，慎食温热补阳食物。阳虚质饮食宜温，宜食补阳食物，如羊肉羹、狗肉汤等，慎食寒凉伤阳食物。气虚质食宜补气，如人参粥、益脾饼等。血虚之体食宜补血，如玉灵膏、当归生姜羊肉汤等。性别不同，男女生理各有特点，配制膳食时应注意男女的区别。妇女有经孕产乳，屡伤于血，血偏不足而气偏有余，平时应食以补血为主的膳食。在经期、妊娠期宜食鸡子羹、阿胶糯米粥等养血补肾食物，慎食苋菜粥、当归生姜羊肉汤等滑利动血食物。如因脾虚白带过多，宜食山药粥、益脾饼等健脾除湿的食物。产后应考虑气血亏虚及乳汁不足等，宜选食归参鳝鱼羹、归参炖母鸡、花生炖猪蹄等益气血、通乳汁的食物。

（五）勿犯禁忌

禁忌，是药治与药膳应用时均需注意的问题。禁忌表现在几个方面：一是用膳禁忌，俗称忌口，指在应用某些药或药膳时不宜进食某些药、食。如服用治疗感冒的药膳时，不宜进食过分油腻的食物，以防滞邪。如用地黄、首乌忌葱、蒜、萝卜。二是某些特殊状态时的禁忌，如妇女妊娠时，各种生理状态都发生了某些变化，胎儿的生长发育易受外界影响，因而有妊娠禁忌，主要禁用一些性能峻猛或毒性剧烈类药，如大戟、芫花、巴豆等；破血逐瘀类药，如水蛭、三棱、莪术等；催吐类药，如瓜蒂、常山、藜芦等；通窍攻窜类药，如麝香、穿山甲等。禁用这些药以防伤胎、动胎。三是病证禁忌，某些病证也须禁忌某些食物，如高血压禁辛辣、咸。体质易过敏者当忌鱼、虾等。

三、药食的性能

（一）四气

"四气"指寒、热、温、凉四种药性，亦称"四性"。其中寒与凉、热与温有其共性，仅有程度上的不同，温次于热，凉次于寒。药物的寒、热、温、凉药性，是从药物作用于机体所发生的反应概括出来的，是与疾病的寒热性质相对应的。能减轻或消除热证的药食，一般属于寒性或凉性，如菊花、梨等；能减轻或消除寒证的药食，一般属于热性或温性，如当归、鸡肉等。《黄帝内经·素问·至真要大论》言："寒者热之，热者寒之。"这是药膳食疗选择药食的重要依据。

从常见食物看，平性食物居多，温热性次之，寒凉性更次之。如粳米、小麦、花生性平；花椒、胡椒、辣椒性热，韭菜、洋葱、海参、牛肉、羊肉性温；西瓜、苦瓜、鸭肉、绿豆、蟹性寒，蘑菇、茄子、莴笋、梨性凉。

（二）五味

"五味"，指辛、甘、酸、苦、咸五种味道。早期五味理论来源于药物的真实滋味，用以反映各药功用与其滋味间的对应关系。前人认为药食"入口则知味，入腹则知性"。后来，五味作为中药的性能，主要用以反映药物作用的性质和特征。《黄帝内经·素问·至真要大论》言："夫五味入胃，各归所喜，故酸先入肝，苦先入心，甘先入脾，辛先入肺，咸先入肾，久而增气，物化之常也。"

辛味药食具有发散、行气、行血等作用，用于外邪束表或病邪宜发散诸证，如生姜散邪，芫荽透疹；对于气血运行不畅，可用陈皮、薤白。辛味药食实际还包括芳香、麻辣、辛臭等味道。

甘味药食能补、能缓、能和，即有补益、缓急止痛、调和药性以及和中的作用。用于机体虚弱，如山药、大枣；用于气滞拘急的腹痛，如饴糖；而甘草可调和诸药。某些甘味药食还具有解药、食中毒的作用，如甘草、绿豆等。

酸味药食具有收敛、固涩、止泻的作用，多用于虚汗、久泻、遗精、久咳等。如乌梅涩肠止泻，五味子敛肺止咳，覆盆子止遗精滑泄等。

苦味药食能泄、能燥。泄的含义广泛，有指通泄，如大黄泄下通便；有指降泄，如杏仁降泄肺气；有指清泄，如苦瓜清热解毒。而燥，则用于湿证。如陈皮可健脾燥湿。

咸味药食有软坚散结、泻下的作用。如昆布可破积软坚；海蜇能通便秘等。

五味之外，淡味药食有渗湿、利尿的作用，多用于治疗水肿、小便不利等证。涩味药食能收敛固涩，与酸味作用相似。

《金匮要略》说："所食之味，有与病相宜，有与身为害。若得宜则益体，害则成疾。"五味若使用不当则对人的机体有不良影响。《黄帝内经·素问·五脏生成篇》曰："多食咸，则脉凝泣而变色；多食苦，则皮槁而毛拔；多食辛，则筋急而爪枯；多食酸，则肉胝䐃而唇揭；多食甘，则骨痛而发落。此五味之伤也。"

由于每一种药食都有性和味，因此，二者需综合起来看。如两种寒性药食，其味不同，一种苦寒，一种甘寒，作用亦有不同。反之，两种甘味药食，其性各异，一种甘寒，一是甘温，因而作用也不同。所以，不能把性和味孤立起来，要认识到性或味相同药食之间"同中有异"的特性，才能准确地使用。

（三）归经

经，虽然是以经脉为名，实际上是指以脏腑为主的功能系统。归经，指药物或食物的作用趋向于某一脏腑功能系统，对这一功能系统有较特殊的或选择性的作用。同为寒性药食，都具有清热作用，但黄芩偏于清肺热，黄连偏于清心热。同为补益药食，又有偏于补脾、补肾、补肺的区别。对各种药食的不同功用，各种功用的相互差异，必须使之系统化、条理化，因此，中医学用"归经"的概念总结概括药食的选择性作用。

药食的这种归经理论确立甚早，在《黄帝内经》中就有具体内容了，如酸入肝、苦入肺、甘入脾等，指出凡酸味的药食入肝经，苦味药食入心经，甘味药食入脾经等。这也是归经理论形成的基础。另外，还有五味五行学说，以五行理论为依据，按五行五脏五味的关联，确定药食的归经。除五行五脏五味相关外，还存在五色、五臭入五脏的系统，即白色药食入肺经，青色药食入肝经，黑色药食入肾经。如黑芝麻、黑豆入肾经，具有补肾作用。五臭系统，则是焦味药食入心经，腥味药食入肺经，香味药食入脾经等，如鱼腥草味腥，入肺经。

但是，药食的五味、五色、五臭入五脏的归经，是通过五行理论推衍而出，它在一定程度上表达了人们对各种药食归经的原则性、理论性认识，而药食的归经，主要还是在长期的临床实践中，根据疗效概括和确立。如石膏色白入肺，但清胃热的疗效也颇好，故能入肺，亦能入胃经；梨能止咳，故入肺经；淮山药能止泻，故入脾经。

由于药食的色、味、臭、功能往往不一定统一，色白者未必味辛，如淮山药色白，但味甘入脾；莲心色青，而味苦归心。因而，色、味、臭只能是确定药物归经的一个方面，由于药食的成分复杂，功能是多方面的，归经的最后判定应依据临床疗效的总结。

归经理论揭示选用药食的一般原则，对指导食疗的配方具有重要意义。但病证是复杂而多变的，一个病证往往与多个脏腑相互关联，某一脏腑病证的发展转归，必受到其他脏腑的影响。因此，针对某一脏腑病证选用药食，不能仅选用归该经者，还必须根据脏腑的相关性来选择。如脾胃病证不仅需要归脾经、胃经者，还需考虑肝对脾的影响，而选用适量的肝经药；肝阳上亢，要滋肾水以涵肝木；肺病咳喘，需培脾土而生肺金。因此，归经理论是认识药食性能的前提，而临证选材，则需根据辨证施膳理论灵活运用。

（四）升降浮沉

升、降、浮、沉是指药食的四种作用趋势。在正常情况下，人体的阴阳气血、脏腑功能均存在升降浮沉的不同运动方式；在病理状态下，疾病的反应也表现为不同的升降浮沉病理变化。如呕吐、头昏头痛，是病邪上逆，而泄泻、脱肛等则属于正气或病邪沉降下陷。药食的升降浮沉，则是指药效在机体内的不同功效趋向。

药食的升降浮沉，升是药效上行，浮指药效的发散，降是药效的降下，沉指药效的内行泻下。一般来说，凡升浮的药食，具有升阳、发表、祛风、散寒、开窍、涌吐、引药上行的作用，常用于阳虚气陷，邪郁肌表，正气不能宣发；风寒之邪郁阻经脉，气血不能畅通；痰浊瘀血上逆，蒙闭心神；邪停胸膈胃脘，当上越而不能上越，或者病本在上焦者，均需性升的药物升发阳气，发散邪气，使药力上行以扶正和祛邪。凡沉降的药食，多主下行向内，有清热、泻下、利水渗湿、潜阳镇逆、止咳平喘、消积导滞、安神镇惊、引药下行等作用，常用于病势上逆，不能下降的各种病证，如邪热内盛的热证，胃肠热结的腑实证，肝阳上亢、肺气上逆、胃肠气逆、积滞不化等证，均需沉降类药食以清化驱下。

升降浮沉可指导临证药食的选择；因为病变部位有上下表里的不同，病势有上逆下陷的差异。病位在胸膈者属上，不能用沉降药食以引邪深入，只能用升浮药食以上越发散；病势为上逆者，不能用升浮药食以助邪势，只可用潜镇药食以导邪下行。一旦违反这一基本原则，就可能导致病情加重，非但不能愈病，反致助纣为虐。

（五）毒性

毒性是指食疗原料对人体的损伤、危害作用，是选择食疗原料和配伍药膳方必须重视的方面。

"毒药"在古代是一个笼统的概念，在一定程度上是指药物的作用。如《黄帝内经·素问·脏气法时论》所说"毒药攻邪，五谷为养，五果为助"，《周礼·天官》所说医师"聚毒药以共医事"等，对凡作用较强的药物统称为"毒"。但在《神农本草经》时代，概念已比较明确了，对药物已区分了有毒无毒，这里的"毒"已经是"损害"的概念了。由于一些药物具有毒性作用，在运用时必须充分认识其毒性大小、毒性产生的原因及排毒解毒的方法。

"毒性"具有双重性。一方面对人体可能产生损伤，这应尽量避免。另一方面，则是借助这种"毒性"治疗疾病，运用得当，常可收到很好的疗效。如蜂毒虽能造成损伤，但对治疗关节、肌肉疼痛的效果却很好。因此，对具有毒性的原料，应用时应掌握几条基本原则：一是应充分认识与掌握原料的毒性毒理，不能乱用；二是应熟悉导致毒性作用产生的量，如白果量小时可定喘止带，过量才可能引起中毒；三是掌握减毒方法，如半夏用生姜制，附片通过久炖久煮，均可减轻其毒性作用。

一般来说，药膳食疗终究是膳食，故所选原料应尽量避免毒性较强的原料，以避免用膳者的畏怯心理，增强其对药膳的良好印象，通过较长时间的服食而达到调理的目的。

四、药膳的配伍

药膳的配伍，是指运用中医基础理论和药膳学理论，在清楚认识机体状态的前提下，将两种以上的药膳原料按一定原则配合运用，以达到增强效能的目的。药膳的配伍，是辨证施膳的最终表现，其效能如何，可体现出药膳辨证的正确与否。

（一）配伍禁忌

由于药膳具有疗、养效果，因而一种药膳多半只能适应与辨证相应的机体状态，虽然亦是"膳食"，但它仍有其适应证，应正确辨证与施膳。因此，配伍就必须注意其禁忌。

相恶相反，尽量避免；禁用"十八反""十九畏"；药物与食物之间的配伍禁忌：猪肉反乌梅、桔梗、黄连、百合、苍术；羊肉反半夏、菖蒲，忌铜、丹砂，忌南瓜；狗肉反商陆，忌杏仁，恶葱；鲫鱼反厚朴，忌麦冬；猪血忌地黄、何首乌；猪心忌茱萸；鲤鱼忌朱砂；鹊肉忌白术、李子；葱忌常山、地黄、何首乌、蜜；蒜忌地黄、何首乌；萝卜忌地黄、何首乌；醋忌茯苓；茶忌土茯苓、威灵仙等。

对于药食之间的配伍禁忌是否正确，历代食治家都存有争议，在应用时，也不妨加以参考，从而减少不良反应的发生。

食物与食物之间的配伍禁忌：自古以来民间就有食物之间的配伍忌讳，其中的道理有待进一步研究，仅供参考。

猪肉忌荞麦、鸽肉、鲫鱼、黄豆；羊肉忌醋；狗肉忌蒜；鲫鱼忌芥菜、猪肝；猪血忌黄豆、猪肝忌荞麦、豆酱、鲤鱼肠子、鱼肉；鲤鱼忌狗肉；龟肉忌苋菜、酒、果；鳝鱼忌狗肉、狗血；鹊肉忌猪肝；鸭蛋忌桑椹子、李子；鸡肉忌芥末、糯米、李子；鳖肉忌猪肉、兔肉、鸭肉、苋菜、鸡蛋等。

还有现代的一些认识，如胡萝卜、黄瓜等含分解维生素C的成分，不宜与白萝卜、旱芹等富含维生素C的食物配伍，牛奶等含钙高的食物不宜与菠菜、紫草等含草酸多的食物配伍，这些都可作为药膳配伍禁忌的参考。

（二）配伍七情

药食通过搭配而相互影响，会使原有效能发生变化，因而可产生不同的情况，正如本草学中所说的相须、相使、相畏、相杀、相恶、相反配伍关系。根据食疗的具体情况，可以概括为以下四个方面。

1. 相须相使

相须相使即性能基本相同或某一方面性能相似的药食互相配合，能够不同程度地增强原有食疗功效和可食性。如当归生姜羊肉汤中，温补气血的羊肉与补血止痛的当归配伍，可增强补虚散寒止痛之功；与生姜配伍可增强温中散寒效果，同时还可去羊肉的腥膻味以增强其可食性。

2. 相畏相杀

相畏相杀即当两种食物同用时，一种药食的毒性或副作用能被另一种药食降低或消除。在这种相互作用的关系中，前者对后者来说是相畏，而后者对前者来说是相杀。如绿豆可解乌头、附子之毒，即附子畏绿豆。

3. 相恶

相恶即两种药食同用后，由于相互牵制，而使原有的功能降低甚至丧失。产生这种配伍关系的药食其性能基本上是相反的，如百合的养阴生津润燥作用，会被胡椒减弱。

4. 相反

相反即两种药食同用时，会产生毒性反应或明显的副作用。据前人记载有蜂蜜反生葱，柿反蟹等。如药食合用，则有海藻反甘草，鲫鱼反厚朴等。

相须、相使，能够增强药食的功效，又可增强其可食性，这正是食疗所希望达到的效果，应当充分加以利用。相畏、相杀，对于使用少数有毒性或副作用的药食是有意义的。相恶、相反，因能削弱药食的功效或可能产生毒副作用，都是于食疗不利的，故应当注意避免使用。

此外，还应当指出，一些地区喜欢在做菜时加生姜、葱、胡椒、花椒、辣椒等佐料，如果佐料与食物的性能相反，不能一概认为是相恶的搭配。如凉拌凉性蔬菜时加入姜、葱或花椒、辣椒一类佐料，因实际上用量较少，主要可起到开胃、美食、增进食欲的作用。

（三）组方结构

在辨证的前提下，各种药膳原料经恰当的配伍组合，能够起到增强疗效、限制偏性、保障安全、突出风味等作用。

不同的药膳原料有不同的性味功能，各种原料的组合不应是杂乱无章的堆砌混合，应按照一定的主次规则，进行有序组合，以通过原料间的协同作用，更好地实现安全有效等制膳目标。《黄帝内经·素问·至真要大论》谓："主病之谓君，佐君之谓臣，应臣之谓使"，药膳组方的主次规则，由"君、臣、佐使"这一组方结构来体现。

1. 君药

君药是一个组方中起主导作用的品种，是药膳菜肴的主料，一般为1~2种，针对身体的主要状态而设，对主证起到治疗作用。如大便秘结是由于津亏肠燥所致时，润肠通便是第一位的目的，用苏子麻仁粥或郁李仁粥，麻仁、郁李仁即为方中的主料。

2. 臣药

臣药能辅助君药发挥作用，针对与主要症状相关的表现而设。如津亏肠燥型便秘可能伴随津液枯涸，肺胃之气不降，或内热消灼等原因，就需要选用能生津润肠、降气通腑或滋阴除热等功效的原料，如苏子麻仁汤之用苏子，可降气通腑，以辅助麻仁通便作用的发挥。

3. 佐使药

佐使药是针对次要状态、引经或有调和作用的药物。

必须注意的是，药膳作为特殊的膳食，它与平常膳食相似之处较多，而与专用于治疗的中药方剂有很多不同点。第一，大多数情况下，药膳方都必须与传统的食物相配，以成为"膳食"，因而，与方剂主要用药物组方不同；第二，因为是膳食，故其药物相对而言品味数少而量重，除酒剂和少数膳方配伍药物量多以外，大部分药膳方的药物用法多半在几味或一两味间，相对而言，配伍的君、臣、佐使原则不如方剂的药物配伍那样繁杂。这是药膳配伍与药物配伍、膳食与药治的区别，也是药膳的特点。

五、药膳的烹制

（一）药膳的类型

1. 药膳分类

在历代中医著作中，对于宫廷与民间的"食谱""菜谱""粥谱""茶谱"中记载各种类型的药膳食品甚多。远在公元前22世纪，就用发酵法酿酒，并于公元前577年应用曲治胃病，实为曲制剂之始，如今仍在沿用。商汤时代伊尹首创汤剂，在《黄帝内经》中有"汤液醪醴论"专篇，并载有食疗品种，如半夏秫米汤、鸡矢酸等，可谓食疗方剂之祖。随着中医药学的发展和不断总结各地食品风味、加工方法，药膳食品种类逐渐增多，类型日趋完备。如唐代《食医心鉴》中药膳方剂类型有粥、羹、菜肴、酒、浸酒、茶方、汤、乳方、素饼、丸烩、汁、散等，宋代《太平圣惠方》《圣济总录》中记载药膳的剂型品种更加丰富多彩。除上述种类外，还有服方、毕罗方、子方、酥煎方、醒醐方等。明清时代，药膳食品的分类更加详细。如明朝《本草纲目》中对"饭"的品种记载就有新炊饭、寒食饭、祀灶饭等；对"糕"的记载有集、饵之分。到了现代，药膳食品种类更加繁多，为便于掌握和运用，结合历代医籍中的分类方法和现代分类思想，按药膳食品的治疗作用、制作方法和应用及药膳食品原料等方面进行如下分类。

按药膳食品的治疗作用分类，包括养生保健、美容类，治疗与辅助治疗类及康复类药膳三种；按工艺特点包括鲜汁、茶饮、汤液、速溶饮、药酒、露、膏、粥、糊、羹、糖果、蜜饯和糖渍小食品、米面食品、菜肴等；按食品原料属性可分为谷、蔬菜、果、禽畜肉、水产、蛋、奶类等。

其中养生保健类有塑身减肥药膳（如荷叶鸡丝蒸冬瓜）、润肤养颜药膳（如补血红枣酿）、益智健脑药膳（如山药乌鱼卷）、增力耐劳药膳（如补益鱿鱼卷）、清肝明目药膳（决明子菊花饮）、补肾聪耳药膳（海马核桃羹）、乌发美发药膳（如三豆乌发米糕）、延年益寿药膳（仙人粥）。

治疗类包括解表（姜糖饮）、祛痰止咳（白果虾仁）、消食化积（山楂肉干）、清热（银花露）、祛寒（当归生姜羊肉汤）、祛湿（豆蔻馒头）、泻下（蜂蜜香油汤）、补益（田七蒸鸡）、理气（陈皮鸡）、理血（当归鸡）、息风（天麻鱼头）、安神（枣仁粥）类等。

康复类主要针对疾病和损伤所造成的功能障碍，通过药膳调摄，使之尽可能地恢复正常或接近正常水平。在疾病恢复过程中，由于脏腑功能衰退的气虚证，常用的药膳食品如参芪粥、归参山药糊等。由于疾病或损伤，造成阴血不足、脏腑失于濡养而致血虚证，可选用玫瑰花烤羊心、糖渍鲜龙眼等。由于疾病所致阴阳亏损而阴不制阳，临床表现为阴虚阳亢证候，可选用冰糖黄精汤、饴糖精等。由于阴阳亏损，导致阳不制阴的证候，可选用归地烧羊肉、良姜炖鸡块等。如津液不足所致津亏，可选用甜酒红枣、桂圆参蜜膏等。由于病后失于调理，或情志刺激，或劳倦过度，饮食不节，房事所伤，导致阴阳、气血、脏腑虚损，应采用补益办法，以达补而不燥、滋而不腻的目的，常见的有黑豆膏、醋制杏仁、八宝米饭等。

以下对其中代表性剂型进行介绍。

（1）汤

汤剂是指将药材饮片或粗粒加水煎煮，去渣取汁服用的液体剂型。汤剂亦称"汤液"。以药材粗颗粒与水共煮，去渣取汁而制成的液体药剂又称为"煮散"。以沸水浸泡药物，服用剂量与时间不定或宜冷饮者，又称为"饮"，如香薷饮。汤剂主要供内服，也有煮汤供洗浴、熏蒸、含漱等外用者，分别称为浴剂、熏蒸剂及含漱剂等。

中医治疗疾病使用的"汤剂"和人们食用的汤菜共同的特点是便于消化吸收。适合于有效成分易溶于水的药物。治病的汤剂口感不如食用的汤好喝，于是人们想到怎样把药物添加到菜肴的汤中，达到既防病治病又美味可口的双重效果，于是便产生了药膳食疗中的汤剂。药膳汤剂的种类繁多，所用原料依据其寒热温凉、辛甘酸苦的不同，可烹制出各种各样适合不同人群需要的汤品，如十全大补汤、人参乌鸡汤、薏仁鸭肉汤等等。汤菜制作相对简单，炖、蒸、煲等方法均可得到美味的汤菜。而羹、粥、饮等实际上亦是汤的一种变化形式。

（2）羹

羹本指五味调和的浓汤，也泛指煮成浓液的食品。药膳中的羹类食品多为禽蛋、肉、奶等，加入药食两用的食物，烹制成较稠厚的食品，如菜羹、肉羹、豆腐羹、鸽蛋羹、银耳羹等等。羹类食品营养丰富、便于消化，深受人们喜爱。

（3）粥

北宋诗人张耒在《粥记》里说，粥"又极柔腻，与肠胃相得，最为饮食之妙绝。"李时珍认为粥能畅胃气，生津液。不同的粥有不同的功能，比如小麦粥能"止消渴烦热"。而粳米、粟米、粱米粥等又有"利小便，止烦渴，养脾胃"的功能。"古方有用药物、粳、粟、粱米作粥，治病甚多。"作为粥养重要成分的粳米或糯米，均有健脾益胃、补中益气的功能。如清代《随息居饮食谱》认为，"粳米，甘平。宜煮粥食……粥饭为世间第一补人之物。……故贫人患虚症，以浓米饮代参汤，每收奇迹。……至病人、产妇粥养最宜。"《医药六书药性总义》则把粳米粥赞为"资生化育神丹"，将粳米和糯米为主，适当添加其他食物和中药，便成了粥养的一大特点。陆游《食粥》诗云："世人个个学长年，不悟长年在目前。我得宛丘平易法，只将食粥致神仙。"

（4）膏

主要是以药物或药物和食物加水浸泡煎煮，过滤取汁，加热浓缩后再加入蔗糖、饴糖或蜂蜜等，冷却后成为较稠厚的半固体食品，适合体质虚弱的人养生保健食用。其效用以滋补为主，兼有缓和的治疗作用，药性滋润，故又称膏滋。多用于慢性疾病。历代医书有不少记载，如八仙膏、玉灵膏、菊花延龄膏、龙眼膏、当归补血膏，等等。如益母草膏多用于妇女活血调经；养阴清肺膏多用于阴虚肺燥，干咳少痰等症。受热易变质及以挥发性成分为主的中药不宜制成煎膏剂。

（5）菜肴

药膳中"菜型"含义较广，广义的是指所有上桌的菜肴，狭义的是指用炒、煨、熘、蒸等加工方法制作或汤汁较少的菜肴。药膳菜肴视所用原料的不同可用多种方法加工，如各种原料同时炒、煨等；或先将原料煎熬取汁，再与其他原料进行烹制；或先将部分药物分段加工，再与其他原料一起烹制等。

（6）面点

我国各地面点小吃品种极为丰富。很多城镇大街小巷摆满各种令人垂涎的小吃，其中多数以药食不分的原料所制，如莲子、芡实、薏苡仁、茯苓、白果、山药、大枣、芝麻、绿豆等。面点类的药膳品种多为五谷杂粮加上上述原料等制成，既美味又可作为正餐。

（7）酒

药酒又名酒剂，是指用蒸馏酒浸提药材而制得的澄清液体制剂。我国最早的医药典籍《黄帝内经》中有《汤液醪醴论篇》，专论了汤液醪醴的制法和作用等内容。"醪醴"就是指治病的药酒。由此可见，药酒的历史悠久，是一种传统的中药剂型。白酒甘辛大热，能通血脉，行药势，散寒。含微量酯类、酸类、醛类等成分，气味醇香特异，是一种良好的提取溶剂，药材的多种成分皆易溶解于白酒中，故某些用于治疗风寒湿痹、祛风活血、散瘀止痛的方剂，制成酒剂应用效果更佳。但儿童、孕妇、心脏病及高血压患者不宜服用。

历代医家非常重视用药酒防病治病、强身健体。药酒的种类也十分丰富，按功能可分为益气健脾、温肾壮阳、祛风除湿、活血消肿类，等等。历代本草中记载的药酒至今还有很好的参考和使用价值，如周公百岁酒、延寿酒、千口一杯酒、五加皮酒、枸杞酒、鹿茸酒，等等。

酒从制法上看可分两种：一种是酿造酒，如米酒，气味苦、甘、辛、大热，有毒。有行药势，通血脉，厚肠胃，养脾气的功能，但"久饮伤神损寿，软筋骨，动气痢"。还有一种被古人称为烧酒，即现在的各种白酒。古代医家认为烧酒气味"辛、甘，大热，有大毒。能消冷积寒气，燥痰湿，开郁结，止水泻，治霍乱疟疾噎膈，心腹冷痛"，但"过饮败胃伤胆，丧心损寿，甚则黑肠腐胃而死"。

现代知识也告诉我们，喝酒不利于健康。但适当饮酒，或根据自身体质选用适当度数的酒，对有些疾病则能起到一定的作用，如风湿疼痛、跌打损伤等。有些酒还能起到强身健体的作用。餐桌上没有酒，至少缺乏一种气氛，根据情况选择低度的药酒，则是一种最佳方法，既可活跃气氛，又可健体养身。药酒最适合早晚喝，尤其是晚上喝，20～30mL为宜。

（8）其他药膳剂型

其他药膳剂型如饮品、茶、糖果等与上述药膳剂型有相似之处，都能用于养身保健，这里主要介绍传统剂型。

茶剂是指含茶叶或不含茶叶的药材或药材提取物用沸水泡服或煎服的制剂总称。可分为茶块、袋装茶、煎煮茶。材质上用于保健品居多，要求成分便于浸出。茶剂是一种传统剂型。早在唐代王焘的《外台秘要》中即有"代茶饮方"的记载；宋代《太平圣惠方》卷九十七载录"药茶诸方"，列有药茶十余种。宋代以后，药茶的应用日益增多。传统的茶剂多应用于治疗食积停滞、感冒咳嗽等症，如午时茶、神曲茶等。近年来茶剂的种类逐渐增多，除以治疗为主的茶剂外，还有不少作为保健用的茶剂，如三花减肥茶、人参茶、金银花茶、灵芝茶等。

胶剂是指用动物皮或骨、甲、角等为原料，以水煎取胶质，浓缩成稠胶状，经干燥后制成的固体块状内服剂型。其主要成分为动物胶原蛋白及其水解产物，尚含多种微量元素。我国应用胶剂治疗疾病，已有悠久的历史，早在《五十二病方》中就有以葵种子煮胶治疗癃病之记载。《神农本草经》中载有"白胶"（即鹿角胶）和"阿胶"（即傅致胶）。早期阿胶原料用皮是以牛皮为主的多种皮类，如北魏贾思勰《齐民要术》中说"沙牛皮、水牛皮、猪皮为上，驴、马、驼、骡皮为次。"自宋代起，阿胶原料用皮全部被驴皮所替代。常用的胶剂，按其原料来源不同，可分为皮胶类、角胶类、骨胶类、甲胶类等，凡含有蛋白质的动物药材，经水煎提取浓缩，一般均可制成胶剂用于补虚。例如，霞天胶是以牛肉制成。胶剂多供内服，其功能也各有侧重。阿胶主要是补血止血，滋阴润燥；龟甲胶主要是滋阴养血，益肾健骨；鳖甲胶主要是滋阴潜阳，软坚散结；豹骨胶、狗骨胶主要是祛风定痛，强筋健骨；鹿角胶主要是温补肝肾，益精养血。

糕剂是指药物细粉与米粉、蔗糖蒸制而成的块状剂型。糕剂的来源系明代陈实功《外科正宗》八仙糕，在其基础上加减而组成八珍糕，清代张秉成《成方便读》有记载。应用于小儿脾胃虚弱、面黄肌瘦、慢性消化不良等症。制法：先将处方中药物粉碎，过筛，取细粉与米粉、蔗糖混匀，加入冷开水适量，揉和成松散颗粒，放入模具制成糕状，经蒸熟，晾干，包装，即得。

2．药膳剂型选择的基本原则

（1）根据防治疾病需要选择 南北朝时期的陶弘景提出以治病的需要来确定剂型和给药途径的理论，指出"疾有宜服丸者，宜服散者，宜服汤者，宜服酒者，宜服膏煎者，亦兼参用，察病之源，以为制耳。"华佗认为"汤，可以荡涤脏腑，开通经络，调和阴阳……丸，可以逐风冷、破坚积、消积聚，进饮食……散者，能去风寒暑湿之气……除剪五脏之结伏，开肠和胃。"李杲也说："汤者，荡也，去大病用之。散者，散也，去急病用之。丸者，缓也，舒缓而治之也。"

由于病有缓急，证有表里，须因病施治，对症下药，因此，对剂型的要求也各不相同。例如对急症患者，为使药效迅速，宜用汤剂。

（2）根据药物本身性质选择 东汉《神农本草经》是现存最早的本草专著。该书论及了制药理论和制备法则，其序指出"药性有宜丸者，宜散者，宜水煮者，宜酒渍者，宜膏煎者，亦有一物兼宜者，亦有不可入汤酒者，并随药性，不得违越"。强调根据药物性质需要选择剂型。

有些药物本身性质要求制成适宜的剂型才能应用。八味丸治疗糖尿病用药材粉末丸剂有效，而水浸膏无效，与该丸中主要药味之一的山茱萸所含的齐墩果酸、熊果酸在水中不能溶出有关。肉豆蔻只能打成粉末加入药膳中，而不能水煎取汁用于药膳中，因为其有效成分主要是不溶于水的挥发油，故水煎取汁根本不能使其有效溶出。总之，药物和剂型之间有辩证关系，药物本身的疗效固然是主要的，而适当的剂型对药物疗效的发挥，也有积极作用。因此，在制作药膳时，一定要选择合适的制作形式，使药物与食物完美融合，发挥出最大的作用。

（二）药膳的制作工艺

在确定了剂型的基础上再确定制作方法。由于药膳含中药成分，即主要起"疗效"的原料，对这一部分原料的烹饪，除了需要在原料准备过程中的科学加工以外，在烹饪过程中，必须尽可能地避免药物有效成分的丧失。

在选择了能够相辅相成的药物与食物的基础上，按照烹饪的要求，还需注意药食外观颜色、香味、形状、质地等的搭配和配合。

1．初加工

（1）原料的选择、加工 原料的选择要求颜色恰当。主料、辅料、药材在颜色上要有良好配合，一般是突出主料，配色方法采用"顺色""花色"均可。所谓顺色，即药膳的主料、辅料、药材颜色基本一致，如"人参鱿鱼"中鱿鱼、玉兰片、白人参，都是白色，色彩素雅。所谓花色，即药膳的主、辅料、药材为不同的颜色，如"杜仲腰花"，猪腰酱色，杜仲黑色，莴苣绿色，颜色悦目。形状配合一致，即药膳的主料、辅料、药材切制是一致的，无论片、丝、块、丁都要配合一致，即"块配块""片配片""丝配丝""丁配丁"，比如，"山药鸡丁"，山药、鸡肉、莴苣都应是丁状。

（2）药材的炮制 自然界提供的众多药物和食物中，绝大部分要通过一定的加工或烹制后才能应用于药膳。有的还要根据药膳食疗的需要，在烹制前进行特殊处理，传统上称之为炮制。而不同的炮制方法会对药物和食物性能产生不同的影响。《本草蒙筌》曾指出："酒制升提，姜制发散。入盐走肾脏，仍使软坚；用醋注肝经，且资住痛。童便制，除劣性降下；米泔制，去燥性和中。乳制滋润回枯，助生阴血；蜜制甘缓难化，增益元阳。"若药食的炮制加工与烹制不当，则可对其性能产生不良影响，进而影响整个药膳的养生保健作用。

药膳食疗原料的炮制除了应遵循烹饪加工的一般要求外，如净选、浸润、漂制、焯水、切制等，还可采用炒、煮、炙、煨、蒸等特殊炮制方法。

①炒制：将原料在热锅内翻动加热，炒至所需程度，可降低毒性，矫正异味。可分为清炒和加辅料炒两类。如将鸡内金炒至酥泡卷曲，以除腥气；川芎麸炒，可减去其油脂，缓和药性。

②煮制：将原料或配以辅料置锅内加水过药面共煮，可改变性能，降低毒性，矫正异味。如藕生者甘寒，可清热凉血，煮熟后转为甘温，可增补益之效。

③炙制：将原料与液体辅料置锅内加热，使辅料逐渐渗入原料内部，可改变性能，减少副作用。如陈皮醋炙后烹制，可增强其疏肝止痛之功。

④煨制：将原料以湿纸或湿面团包裹后置热灰中加热，可缓和药性，增强效用。如生姜煨后，解表发汗力量减弱，而温胃和中的力量得以增强。

⑤蒸制：将原料置锅内蒸至透心或所需程度。如何首乌配黑豆反复蒸制后，可换通便作用为滋补之力。

2．熟制

熟制要注意香和味配合适宜，遵循"有味使之出，无味使之入"的原则。药膳主料与药材都各具香味，菜有菜香，药有药香，经过烹饪加热后，都各自发挥出来。在配菜时要了解烹调前后的香味，才能准确配制出有口味、香味的药膳菜肴。如"归芪鸡汤"，鲜鸡的香味浓郁，配以当归、黄芪的药香，真是肉香、药香扑鼻，十分诱人。对主料无香味的食物，应以辅料和药香去弥补不足，如鱼肚、海参等原料，制作药膳时，则辅以鸡汤、火腿、菌类、猪肉、高汤和药材增加其主料的香味。如主料香味过浓，则配以适当蔬菜加以冲淡，使之味道更加鲜美。如"乌鸡煲"，则配各种时蔬烫食。

3．调味

普通膳食的调味是为获得良好的口感，以满足用膳者对美味的追求。药膳食疗菜肴的调味与其他菜肴的调味有所区别。药膳食疗菜肴是以防病、保健、延缓衰老为主要目的，除可口外，必须尽可能地保持原有的疗效。古人云："味有出于天赋者，有成于人为者。天之所赋者，谷蔬菜果，自然冲和之叶，有食之补阴之功。此《内经》所谓味也。人之所为者，皆烹饪调和偏厚之味，有致疾伐命之毒"。药膳食疗主张用自然味道以疗疾，反对用过多的调味品改变食物本味。就烹饪中使用的调味品而言，其本身就可归属于中药范畴，具有相应的性味功能，大多是辛温之品，如花椒、胡椒、干姜、桂皮等，对寒凉性的病证使用有较好的疗效，温热性的病证就另当别论了。

一般而言，各种药膳原料经烹调后都具有其自身的鲜美口味，应尽量保持药膳的原汁原味。但有不少食物虽有很好的疗效，但腥膻之味较重，如羊肉、牛鞭等，可用一定量的调味品以矫正异味，使人们乐于食用。

药膳菜肴应根据具体情况而选择调味方法。用于"阴证"的菜品，调味多清淡，某些情况下，适当加入花椒、八角、茴香等辛温调味品，能调和养阴之品的滋润之性。用于"阳证"的菜品比前者可适当浓厚。有时在温阳菜品中加入青笋、黄瓜、丝瓜等甘凉滋润之品，可以缓解温热药食的燥热之性。

（三）制作要求

由于药膳含中药组分，这是主要起"疗效"的原料，对这一部分原料的烹饪，除了在原料准备过程中的科学加工以外，在烹饪过程中，必须尽可能地避免药物有效成分的流失。为更好地发挥药效，必须讲究烹饪形式与方法。

药膳形式常以汤为主，通过炖、煮、蒸、焖等使有效成分溶解并保存于汤中，以保证其良好的疗效，如十全大补汤、八宝鸡汤等，汤类约占药膳品类一半以上。

药物和食物都有各自的性味，不同的烹饪方法对它们的性能都有影响。根据具体情况，选择适当的烹饪方法，烹制出的药膳菜肴才能起到"药借食力，食助药威"的效果。如质地坚硬的药物，加热时间可长，亦可先浸润使其软化，如天麻鱼头中天麻事先用米泔水浸泡软化，也可先煎熬过滤取汁备用；而对质地松软的药物，加热时间不宜过长。气虚类药膳不宜多加芳香类调味品，以防耗气伤气；阴虚类药膳不宜多用辛热类调味品，以防伤阴助热。

另外，药膳不同于普通膳食，就在于其具有独特的保健治疗作用。在烹制中，首先应尽可能保持和发挥药食的这一功能。但作为膳食，它又应有普通膳饮的作用，而普通膳食必须在色、香、味、形等方面制作出特点，才能激发人们的食欲。如果药膳体现出的全是药味，影响食欲，不仅不能起到药膳的功能，甚至连普通膳食的作用也不能达到。因此，药膳的烹制，其功效与色、香、味、形必须并重，才能达到药膳的基本要求。

（四）制作方法

药膳的品种繁多，采用不同的烹饪方法可制作出不同的药膳菜品，应从菜肴的调味和烹调方法上灵活变通，让人们在享受美味的同时，达到食疗养生的效果。药膳菜肴一般分为热菜类、凉菜类、小吃类、饮料类和药酒类等。

1. 热菜类药膳制作方法

热菜类菜品是药膳最多的品种，它包括宴席中的热菜和汤菜。热菜的主要烹制方法炒、炸、爆、烧、蒸、熘、煮等，汤菜类主要烹调方法为炖、煨等。下面对热菜类药膳常见的烹制方法做简单的介绍。

（1）炒　是将刀工处理的小型原料，小油量旺火短时间加热成菜的一种烹调方法。炒是中式烹调中最常见又最快捷的一种烹调方法，按照不同的成菜要求，一般炒又分为滑炒、生炒、熟炒和软炒。炒制类菜肴烹调工艺一般要经过选料、刀工、码味上浆（或不上浆）、滑油（或不滑油）、烹汁亮油等工艺。在制作过程中，如药材属于药食两用的，可以直接加入菜肴中烹制成菜；如果药材不能当作食材的，研磨成粉，与淀粉一起，以上浆的形式进入菜肴，或者煎成药汁，在上浆或烹汁环节加入菜肴中。

（2）炸　是将刀工处理后的原料，码入基本味后，放入大油量的热油锅中烹制，使之达到外酥内嫩或酥香等质感的一种烹调方法。炸按照成菜不同质感的要求，又分为酥炸、清炸和软炸。炸制类菜肴烹调工艺一般要经过选料、刀工处理、用调味品腌渍入味、挂糊（或不挂糊）、炸制、重油炸等工艺流程。在制作过程中，一般将药材研磨成粉，与淀粉一起，以挂糊的形式进入菜肴，或者煎成药汁，在码味腌渍或调制糊的环节加入菜肴中。

（3）爆　是将一些脆嫩的动物性原料，经过刀工处理后，在旺火热油锅中快速烹制成菜的一种烹调方法，又称之为"火爆"。这种烹调方法仅适宜于成熟后呈脆性的原料，如鲜鱿、海螺、胗子、猪腰、肚尖、鸭肠、黄喉等。爆制类菜肴烹调工艺一般要经过选料、刀工、码味上浆（或不上浆）、滑油（或不滑油）、烹汁亮油等工艺。在制作过程中，如药材属于药食两用的，可以直接加入菜肴中烹制成菜；如果药材不能当作食材的，将其研磨成粉，与淀粉一起，以上浆的形式进入菜肴，或者煎成药汁，在上浆或烹汁环节加入菜肴中。

（4）烧　是将经过刀工处理的原料，经过初步熟处理（过油、焯水等），炒料后加入适量汤汁，先用旺火加热至沸腾，然后改中小火加热熟透，然后收汁或浓汁成菜的一种烹调方法。按照烧制菜品不同成菜要求，烧制类菜品又分为红烧、白烧、干烧、酱烧等。烧制类菜肴工艺一般要经过选料、刀工处理、初步熟处理、烧制、勾芡（或不勾芡）、烹汁亮油等工艺。在制作过程中，如药材属于药食两用的，可以直接加入菜肴中烹制成菜；如果药材不能当作食材的，将其煎成药汁，在烧制环节加入菜肴中。

（5）蒸　是将经过刀工处理后的原料，事先码味腌制，再置入蒸笼或蒸箱中利用蒸汽作为传热介质，使之成熟的一种烹调方法。按照蒸制菜品不同成菜要求，蒸制类菜品又分为粉蒸、清蒸。蒸制类菜肴工艺一般要经过选料、刀工处理、初步熟处理、腌渍入味、蒸制成菜等工艺流程。在制作过程中，如药材属于药食两用的，可以直接加入菜肴中蒸制成菜；如果药材不能当作食材的，将其煎成药汁，在腌渍入味环节加入菜肴中。

（6）熘　是将切配好的丝、丁、片、块等小型或整型原料（多属鱼虾和禽类），经滑油，或油炸，或蒸，或煮的方法加热成熟，再用芡汁沾裹或浇淋汁成菜的烹调方法。按照操作方法和技巧上的不同，可分为：炸熘、滑熘（鲜熘）、软熘三种。熘制类菜肴工艺一般要经过选料、刀工处理、码味上浆（或挂糊拍粉）、熘汁（或烹汁亮油）的工艺流程。在制作过程中，如药材属于药食两用的，可以直接加入菜肴中蒸制成菜；如果药材不能当作食材的，将其煎成药汁，在腌渍入味环节加入菜肴中；或者将其研磨成粉，在上浆或挂糊环节加入。

（7）炖　是将经过初步熟处理的原料放入特定的炖制器皿中，加入适量水和调味品，加热使原料酥烂入味的一种烹调方法。根据不同的器皿可分为铁锅炖、砂锅炖、瓷盅炖、汽锅炖等，根据炖制方法不同，可分为隔水炖、水中炖等。炖制类菜肴工艺一般要经过选料、刀工、初步熟处理、炖制成菜的工艺流程。在制作过程中，如药材属于药食两用的，可以直接加入菜肴中炖制成菜；如果药材不能当作食材的，将其用纱布包裹扎成药包，与原料一起炖制。

（8）煮　将初步熟处理的原料放入锅内，加入大量的汤汁或清水，先旺火烧沸腾，再加入原料加热成熟的一种烹调方法。根据成菜的味感，一般分清汤煮，如杞菊酸辣钳鱼；还有一种是红汤煮，麻辣味为主，如水煮牛肉。煮制类菜品的工艺一般要经过刀工处理、初步熟处理、煮制成菜。在制作过程中，如药材属于药食两用的，可以直接加入菜肴中煮制成菜；如果药材不能当作食材的，将其用纱布包裹扎成药包，与原料一起煮制，或煎成药汁或研磨成粉，在码味上浆过程中加入。

（9）煨　是经过初步熟处理的原料放入锅中，加入大量汤水，用旺火烧沸，再用小火或微火长时间加热至酥烂的一种烹调方法。煨制类菜品加工工艺一般为原料选择、原料初加工、初步熟处理、煨制成菜。此类烹调方法适合于质地粗老的动物性原料，是烹制时间比较长的一种烹调方法。制作过程中应严格控制火候，微火保持微沸状态，加盖封严，防止香味溢出。如药材属于药食两用的，可以直接加入菜肴中煨制成菜；如果药材不能当作食材的，将其用纱布包裹扎成药包，与原料一起煨制。

其他如烩、烤、扒、贴、煎、拔丝、煲等烹调法也是药膳热菜的常用加工方法。

2．凉菜类药膳制作方法

凉菜类药膳是将药膳原料或经过初步熟处理，或直接用新鲜的原料，经过拌食。常见的烹调方法有拌、炸收、卤、腌、蒸、冻、炝等方法。

（1）拌　又称"凉拌"，是指将生料或凉凉的熟料，加工切配成丝、丁、片、块、条等规格，用调味品拌制成菜的烹调方法。拌法简便灵活，用料广泛，可以根据人们需求和原料的特征调制出各种味型。根据不同菜品的特点，一般分为生拌、熟拌、温拌、凉拌等。制作药膳过程中，如药材属于药食两用的，可以直接加入菜肴中拌制成菜；如果药材不能当作食材的，将其煎成药汁，将药汁拌入调味汁中即可。

（2）炸收　将清炸后的半成品入锅，加入调味品、掺入鲜汤、用中火或小火加热，使之调味渗透收汁亮油，干香滋润成菜的烹调方法。此类烹调方法制作工艺一般经过刀工处理、码味、初步熟处理、炸制、收制回软。在药膳制作过程中，将药材煎成药汁，收制过程中加入药汁即可。

（3）卤 指将加工处理后的大块或整形原料，放入卤汁中，加热煮熟使卤汁的香鲜味渗透入味成菜的烹调方法。此法制作关键在于卤汁的调制，其一般工艺流程包括：选料、原料腌制、卤汁成菜。在药膳制作过程中，先将药材煎成药汁，在腌制或卤汁过程中加入药汁即可。

（4）腌 是指将原料浸入调味卤汁中，或与调味品拌匀，以排除原料内部水分，使调味汁渗透入味成菜的制作方法。一般有盐腌、酒腌、糟腌之分。药材一般先将其煎成药汁，在腌制的过程中加入即可。

3. 药粥的制作方法

药粥是药物与粮谷类食物共同熬煮而成。其制作简单，取食方便，易于消化吸收，被古人推崇为益寿防病的重要膳食。在制作过程中注意粮谷、药物和水的比例，控制好熬粥的火候和药食入膳的方式。

药材与粮谷同煮：将形、色、味俱佳，并且能食用的药材与粮谷共同煮制。

药材研末与粮谷同煮：将较大的中药材，或质地较硬的药物，将其粉碎为细末后与粮谷同煮。

药材取汁与粮谷同煮：将不能直接食用或感官刺激太强的药物，不宜与粮谷同煮，必须煎煮取汁与粮谷一起熬制成粥。

汤汁类与粮谷同煮：将动物乳汁，或肉类汤汁与粮谷一起熬制成粥。

4. 药膳面点制作方法

药膳面点是将药物加入面点中制成的保健食疗食品。这类食品可作主食，也可作宴席点心或零食。一般是将药材研磨成粉末，或将药材煎成药汁与面粉一起揉制成面团。一般制作工艺包括和面、揉面、加药、上馅、制熟等工艺流程。

5. 药膳饮料制作方法

药膳饮料一般包括药酒、保健饮料、药茶等，主要以药物、水或酒为主要原料加工制作而成，具有保健或食疗作用。

（1）药酒 药酒一般以白酒、黄酒为基料，将药物浸泡其中。酒自身具有"通血脉，行药力，温肠胃，御风寒"作用，酒与中药材结合，能很好起到促进药力的作用，所以药酒是常用的保健治疗性饮料。其制作有冷浸法、热浸法、煎煮法、酿造法等不同工艺。

（2）保健饮料 将药物、水、糖等作为原料，用浸泡、煎煮、蒸馏等方法提取药汁，再经沉淀、过滤、澄清，最后加入冰糖、蜂蜜等兑制而成。

（3）药茶 将药物与茶叶相匹配，放于杯内，冲以沸水，盖闷15min左右即可饮用。也可根据个人习惯或需求，加入适量白糖、蜂蜜等；或将药物加水煎煮后滤汁，当作茶饮；或将药物加工成细粉或粗粉，分袋包装，临饮时用开水冲泡饮用。

（五）加工、烹饪对药食性能的影响

1.“生”“熟”的影响

对于食物而言，炮制的“补汤宜用熟，泻药不嫌生”，“生清熟补，生升熟降”之说同样适用于烹饪。食物的性能包含“四气”“五味”、归经等方面，制熟的影响也在于这几点，“四气”上，能使生性寒凉者变为温热，作用由清热转变为补益，同时避免了寒凉伤脾的副作用；又可使大蒜等性“热”者转为性“温”，似乎说明加热能使食物性质趋于平和，不至于产生过于峻猛的效果；也有少量食物熟后清热作用增强，如头发菜，究其原因或与食物本身的性能及制熟方法有关；在“五味”上，对于辛味食物影响较大，使辛味发散耗散的作用减弱，熟后偏于甘补，或者与辛味成分在加热过程中的损耗有关；“归经”、升降浮沉上使食物“生升熟降”。

就成分而言，加热会促使食物中的蛋白质变性，淀粉糊化，不饱和脂肪酸、部分维生素、酶类、生物碱遭到破坏，减少有机酸、挥发油。

无论植物还是动物，生者各有各的作用，不少食物具有清热的作用，但除了可能由于生冷有碍脾胃运化，动物还可能“为症瘕，为痼疾”甚者“变虫形”，即发生寄生虫感染的危险，因此动物若要生用，外用为好。植物生食有寒凉、滑肠的弊端，可通过做“菹”改善，植物“作菹”后，味酸开胃，风味增强，作用广泛，且腌制时间越长效果越好，在古代更有利于蔬菜的储存。

2. 不同烹饪方法对药食性能的影响

（1）火烹　火烹即直接以火或火灰为加热介质，是人类最早、最原始的烹饪方法。火能使食物由生变熟，具有生热助热的作用，在与食物接触的过程中必然影响到食物的性能。不同的生火介质作用不同，现代人嗜食烧烤，若采用白炭直接接触食物，则性极热，若是用煤炭，则有毒，危害尤甚。

①火烤、火灰烤：火烹具有生热助热、温阳助燥作用，使食物性变热，燥性增加，若是性本温燥者，火烹则会使其更加灼阴耗气；改变药性、增强疗效，炙、煨能增强收敛固涩的效果，与中药炒炭止血作用显著的炮制方法相似；减少副作用，肉豆蔻煨后滑肠作用减少，除了火的作用外，可能还与介质吸附了大量油脂相关。

②干炒：这里的干炒是指将食物直接放入锅内加热，翻动使熟的方式，不添加油脂作为加热介质。最初仅仅针对粮食、焙之使干，它与中药炮制的清炒法有很多相似之处，但炮制主要针对药物，炮制后，再经煎煮或打粉等形式入药，而干炒后的食物可以直接食用，或采用其他烹饪方法制熟。这里列举者，包括食物及药食同源之品，甚至有些无法分辨是炮制方法还是烹饪方法，但干炒、清炒方法一致，对于药食作用的影响都可借鉴。干炒能够改变药性，使部分食物性由寒凉或平变为温热，“生清炒补”“生升炒降”，炒后与生品的作用不同；降低副作用，炒毕竟也是对食物进行加热，此过程中，缓和食物的寒凉，辛、酸等过于刺激

的作用，以及部分果实种子的油润感及毒性；增强药性，主要增强健脾、消食、固涩等方面的功效，也主要体现在种子、果实上，或与此过程使种皮、果皮质地疏松或破坏，炒的过程中又能激发出香味，香入脾，从而健脾，助消化有关，不易像火烤那样将食物烤焦；助火伤津，在制约寒凉时往往使食物性热，甚至助火伤津，但借鉴芝麻摊晾去火气的观点，炒后凉凉可使食物的热性稍减，若出锅即食，危害更大，此外，还可能导致食物干硬难化，伤脾壅气。

（2）水烹　以水或水蒸气为介质制熟食物的方法可称之为"水烹法"。除了煮、蒸，炖、烧、焖、煨等方法可视为煮法的延伸，煨，有火上直接烧和用火灰煨，也有炖、小火煮的意思。"水烹"是典型的水、火共制法，在"火烹"的基础上加入了水，水的作用不容忽视。水性滋润、寒凉，但加热后，具有助阳通经的作用。

①煮：能保持、发挥食物固有的作用（个性），包括食物生用的清热解毒作用，针对大多数食物，要想发挥其本身的功效，水煮不失为较好的选择；改变药性，使粳米、莲子等生平煮温，温补作用增强；增强功效，煮粥时比煮饭更添止渴利水作用，鱼肉类煮后还能止汗止痢、补虚除痹，要利用食物滋阴清热作用，只宜蒸煮，如鳖；制约寒性及辛燥，减少不良作用，这点似乎与煮能很好发挥食物清热作用的第一点相悖，加热即能制约寒性是共性，针对不宜生食或冷食滑肠者，煮后能制约寒性，避免伤脾，针对辛味者，还能减弱辛散之力，小麦或面食煮后可免面之热弊，不发渴宜调和；解毒："水煮三沸，百毒俱消"，对于具有一定毒性的食物，水煮解毒效果较好，如生芋头、远志煮后碱味消失；改善口味，便于服用，生食质硬口感粗糙者，煮后口感改善。此外若是想去皮或分离种皮，煮、掸也不失为一个较好的选择。

②蒸：为利用热气使食物熟的方法。蒸与煮很多作用类似，如制约寒凉、减少副作用等，但其在发挥食物功效上的作用更显著，可能由于蒸的过程，减少了食物与水的直接接触，从而避免了食物成分溶于水造成的流失。

（3）油烹　作为烹调方法，油烹则是指把食物放在锅里加热并随时翻动使熟的方式，炒菜时要先放些油。无论动物油还是植物油，都有滋润、润燥的作用，生油能解毒、消肿，而植物油在加热后往往性热，更易助火，还有滑肠、败脾、损阳的弊端。需注意的是油性滑利，蔬菜中使用过多则败脾。

炒、煎、炸三种方法都以油为介质，在容器中加热，虽然在油温及用量上有所不同，但对食物性能的影响有共同之处，如能生热助热，动火生痰，温中润燥，而高温油炸，或由于油量多，油温高，使油致泄伤脾的作用更明显。添加的油脂若与其他佐料、调料配合，还能赋予食材脂香、佐料香，而对鱼类等腥味较重的食材进行煎、炸后，更有去除异味的作用，虽然油脂能使食材去异增香，并赋予菜肴良好的口感，但结合对食物作用的影响，在现代社会更应引起注意。

（4）三者比较　对于不同食物选择何种烹饪方法，古人有过比较，如香稻米"炒则香气减可竟煮食，煮必过熟，乃佳。"（《老老恒言》）白脂麻："生者性凉而解毒，炒者性热而发病，蒸者性温而补益。"（《食鉴本草》）栗子"若服饵则宜蒸曝之。"（《本草经集注》）关于其"生食则发气，蒸炒热食则壅气。"此论断或与栗子本身的性能有关。煮虽有众多好处，但也有他论，如栗"……火煨油炒，胜于煮蒸。"（《本草纲目》）现将不同方法对食物的影响进行总结和对比，见表1-2。

表1-2　烹饪方法作用总结与对比

烹饪方法	作用	特点
火烹 水烹 油烹	改变药性	烤：收敛 干炒、煮："生清熟补""生升熟降" 油炒：生热
	增加/增强药性	烤：收敛 煮、蒸：利水、止渴、滋阴 干炒：健脾、消食、固涩 油炒：润燥
	减少副作用	制约寒凉 火煨：减少油脂及刺激性 煮：减缓辛散、燥性及热性
	其他	干炒：炒香、解毒 煮：解毒、改善口味、利于消化及分离种皮 油烹：去异增香（脂香）
火烹 油烹	产生副作用	生热助热 烤、干炒：生燥 干炒：动脾壅气 油过多则滑肠败脾
水烹	发挥功效	补虚、解毒、止渴

　　火烹法以烤、干炒为代表，水烹法以煮、蒸为代表，油烹法则以油炒、煎、炸为代表。三种烹饪方法对于食物性能的影响有同有异。改变药性除了表格所列，制约寒凉、生热产燥等也应包括在内，但为了条理清楚及叙述方便，故将其他分列于减少副作用及产生副作用项下。烤主要集中在使食物产生止血、止泻等收敛作用上；干炒和煮能使食物由清热偏于滋补，作用趋势由上升变为下降；油炒使食物性变热，对于有些食物而言，这属于产生了副作用。

　　增加作用为增加食物本不具有的作用，煮、蒸的利小便、止消渴及滋阴清热的作用应与水本身的性质有关；水和油都有滋润作用，但水煮、蒸后不助热，这是二者的显著差别；烤和干炒都能增加、增强食物止泻、止血等固涩作用，但干炒还能增强健脾、消食的作用，作用更广泛。在发挥食物固有功效方面，煮、蒸是最能体现食物自身功效的方法，特别是食物本身的补虚、解毒及止渴方面的功效，通过蒸、煮能很好地发挥。

　　三种方法针对不同的食物，都能减少某方面的副作用，如能制约食物自身的寒凉性，避免寒凉伤脾，似乎提示这是加热的共同效果。此外，火煨肉豆蔻能减少油脂及刺激性，炙白鱼也能减少滞气的弊端；煮、蒸还能缓和辛散及燥、热，使食物的作用趋向于缓和。干炒和煮都有一定解毒作用，通过煮还有改善口味，使食物利于消化等作用；干炒和油烹都能使食物产生香味，但干炒是使食物自身产生焦香，而油烹是利用油脂产生脂香。

　　在产生副作用方面，火烹和油烹，往往使食物生热或助热，也体现出二者制约寒凉太过的特点；火烹或与火性相关，易产生燥性，干炒还会动脾壅气，油烹有油的润燥作用，能不生燥，但是用油过多又会致滑肠和伤脾。水烹则没有这样的弊端。

02

第二章 CHAPTER

常用药食的性能

第一节
解表类药食

能发散宣透，疏解表邪，解除表证为主要作用的药物和食物，称为解表类药食。

本类药食辛散轻扬，偏行肌表，能促进机体发汗，使病邪外散或从汗解以治疗表证。部分药食还有利尿退肿、止咳平喘、透疹、止痛等作用。解表类药食主要用于恶寒、发热、头身痛、无汗或汗出不畅、脉浮之外感表证。

由于表证有风寒和风热两种不同性质，故本类药食又可进一步分为辛温解表类药食和辛凉解表类药食。辛温解表类药食如生姜、葱白等，多属辛温，以发散风寒为主，适用于风寒感冒，有的还可用于痹证、喘咳和水肿等。辛凉解表类药食如薄荷、菊花等，多属辛凉，能发散风热，用于风热感冒，部分药食还可用于目赤多泪、咽喉肿痛、风热咳嗽和麻疹不透等。

解表类药食多为辛散之品，不宜久烹，以免影响效用。辛温解表类药食大多有较强的发汗作用，体虚者慎用。

生姜

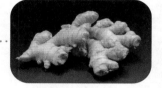

图2-1　生姜

【来　　源】为姜科姜属植物姜的新鲜根茎（图2-1）。

【性味归经】味辛，性温。入肺、脾、胃经。

【功　　用】发表散寒，温中止呕，化痰止咳，解鱼蟹毒。

1. 用于外感风寒、恶寒发热、头痛鼻塞等。可单用或配伍紫苏叶、红糖、葱白同用。

2. 用于脾胃虚寒，恶心呕吐。可单用捣汁服，或配伍醋浆应用。

【用法用量】煎汤，捣汁等。3~10g。

【注　　意】阴虚内热及实热证禁服。

葱白

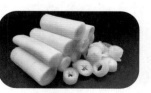

图2-2　葱白

【来　　源】为百合科葱属植物葱的鳞茎（图2-2）。

【性味归经】味辛，性温。入肺、胃经。

【功　　用】发表，通阳，解毒。

1. 用于外感风寒，恶寒发热，头痛无汗。可配伍淡豆豉同用。

2. 用于阴寒内盛，阳气不振的寒凝腹痛、下利者日常调养。可同干姜煎汤
　　服，亦可炒熟外熨脐腹。

【用法用量】煎汤，酒煎等。10 ~ 15g。

【注　　意】表虚多汗者忌服。

紫苏叶

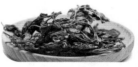

图2-3　紫苏叶

【来　　源】为唇形科植物紫苏和野紫苏的叶或带叶嫩枝（图2-3）。

【性味归经】味辛，性温。入肺、脾、胃经。

【功　　用】散寒解表，行气化痰，安胎，解鱼蟹毒。

1. 用于外感风寒，恶寒发热、咳嗽、气喘、胸腹胀满等。可单用凉拌或配伍使用。

2. 用于妊娠恶阻，呕吐、胎动不安等。可与砂仁、陈皮同用。

3. 用于鱼蟹中毒引起的吐泻、腹痛等。可配伍生姜同用。

【用法用量】煎汤，生食等。5 ~ 10g。

【注　　意】阴虚、气虚及温病者慎服。

白芷

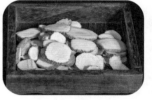

图2-4　白芷

【来　　源】为伞形科植物白芷或杭白芷的干燥根（图2-4）。

【性味归经】味辛，性温。入肺、脾、胃经。

【功　　用】祛风除湿，通窍止痛，消肿排脓。

1. 用于感受风寒，头晕目眩、鼻塞。可与辛夷仁、苍耳子、薄荷叶同用。

2. 用于头痛、眉棱骨痛、牙痛。可配伍黄芩使用。

3. 用于皮肤色斑、燥痒者美容保健。一般研粉外用，可单用，也可与其他药
　　物同用。

【用法用量】煎汤，或研末外敷等。3 ~ 9g。

【注　　意】本品较温燥，阴虚血热者忌服。

香薷

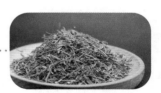

图2-5　香薷

【来　　源】为唇形科植物江香薷或华荠苎的带根全草或地上部
　　分（图2-5）。

【性味归经】味辛，性微温。入肺、胃经。

【功　　用】发汗解暑，化湿，利水。

1. 用于体虚夏日易感外邪。可煮汤代茶饮。

2. 用于脾胃不和、胸腹满闷。可与甘草、白扁豆、厚朴、茯苓共用。

3. 用于颜面或下肢水肿。可与白术配合使用。

【用法用量】煎汤等。3～9g。

【注　　意】内服宜凉饮，热饮易致呕吐。表虚者禁服。

薄荷

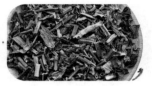

图2-6　薄荷

【来　　源】为唇形科薄荷属植物薄荷的全草或叶（图2-6）。

【性味归经】味辛，性凉。入肺、肝经。

【功　　用】宣散风热，清利头目，利咽，透疹。

1. 用于外感风热，头痛发热、目赤、咽喉肿痛，以及夏季风热感冒等。可单用或配合冰糖同用。

2. 用于风疹瘙痒。可配伍防风、荆芥、蝉蜕等同用。

【用法用量】煎汤，生食等。3～6g。

【注　　意】表虚汗多者禁服。

菊花

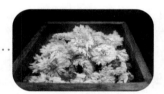

图2-7　菊花

【来　　源】为菊科菊属植物菊的头状花序（图2-7）。

【性味归经】味辛、甘、苦，性微寒。入肺、肝经。

【功　　用】疏风清热，平肝明目，解毒消肿。

1. 用于风热感冒，或温病初起、发热头痛。可配伍桑叶等同用。

2. 用于肝阳上亢之头痛、眩晕。可单用冲泡代茶饮。

3. 用于用眼过度或挟风热而致眼部疲劳、视物模糊。可单用酿酒。

【用法用量】煎汤，开水泡，酿酒等。10～15g。

【注　　意】气虚胃寒，食减泄泻者慎用。

桑叶

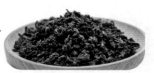

图2-8　桑叶

【来　　源】为桑科桑属植物桑的叶（图2-8）。

【性味归经】味甘、苦，性寒。入肺、肝经。

【功　　用】疏散风热，清肺润燥，清肝明目。

　　　　　　1. 用于外感风热，咳嗽咽痛。可与菊花、银花、薄荷等配合应用。

　　　　　　2. 用于肝阳上亢，目赤昏花、眩晕。可配伍菊花、石决明、枸杞子等同用。

【用法用量】煎汤等。4.5 ~ 9g。

【注　　意】肝燥者禁用。

葛根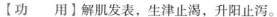

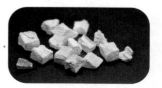

图2-9　葛根

【来　　源】为豆科葛属植物野葛或甘葛藤的块根（图2-9）。

【性味归经】味甘、辛，性平。入脾、胃经。

【功　　用】解肌发表，生津止渴，升阳止泻。

　　　　　　1. 用于感冒发热、头痛项强、肢体酸痛。可配伍白芷、桂枝等应用。

　　　　　　2. 用于津液不足，口渴咽燥。可与粳米同用。

　　　　　　3. 用于泄泻下痢。可配伍白术等应用。

【用法用量】煎汤，研末等。10 ~ 15g。

【注　　意】表虚多汗与虚阳上亢者慎用。

胡荽

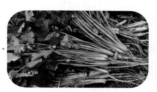

图2-10　胡荽

【来　　源】为伞形科芫荽属植物芫荽的带根全草（图2-10）。

【性味归经】味辛，性温。入肺、脾、肝经。

【功　　用】发表透疹，消食开胃，止痛解毒。

　　　　　　1. 用于风寒感冒，头痛鼻塞。可配伍苏叶、生姜同用。

　　　　　　2. 用于麻疹初起，疹出不畅。可单用。

　　　　　　3. 用于食滞胃痛，消化不良。可单用。

【用法用量】煎汤，生食，捣汁等。

【注　　意】疹出已透，或虽未透出而热毒壅滞，非风寒外束者禁服。

第二节

清热类药食

　　以清泄里热，治疗或调理里热证候为主要作用的药物和食物，称为清热类药食。

　　清热类药食性多寒凉，具有清热泻火、解毒、燥湿、凉血、清虚热等不同功用，可用于外感热病、高热烦渴，咽喉肿痛、湿热泻痢，温毒发斑，痈肿疮毒及阴虚发热等证候。

　　本类药食多属寒凉，易伤脾胃阳气，影响运化，脾胃虚弱，食少便溏及妇女产后不宜应用。

知母

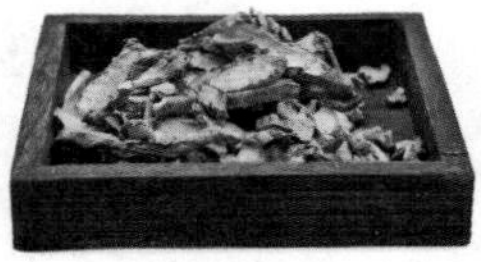

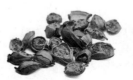

图2-11　知母

【来　　源】为百合科知母属植物知母的根茎（图2-11）。

【性味归经】味苦，性寒。入肺、胃、肾经。

【功　　用】清热泻火，滋阴润燥。

　　　　　　1. 用于肺热咳嗽或阴虚燥咳、痰稠。常与贝母同用。

　　　　　　2. 用于消渴。可与黄芪、山药、葛根、天花粉、五味子和鸡内金等同用。

【用法用量】煎汤等。6~12g。

【注　　意】脾胃虚寒，大便溏泻者禁服。

栀子

图2-12　栀子

【来　　源】为茜草科栀子属植物栀子的果实（图2-12）。

【性味归经】味苦，性寒。入心、肝、肺、胃、三焦经。

【功　　用】泻火除烦，清热利湿，凉血解毒。

　　　　　　1. 用于火盛而心烦郁闷，躁扰不宁。与淡豆豉同用。

　　　　　　2. 用于热盛所致尿频、尿急、尿痛。可以鲜品与冰糖合用。

　　　　　　3. 用于中焦热盛而胃脘痛、鼻出血者保健。可炒焦单用。

【用法用量】煎汤等。5~10g。

【注　　意】脾虚便溏，胃寒作痛者慎服。

淡竹叶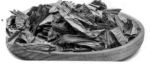

图2-13　淡竹叶

【来　　源】为禾本科淡竹叶属植物淡竹叶的茎叶（图2-13）。

【性味归经】味甘、淡，性寒。入心、胃、小肠经。

【功　　用】清热除烦，利尿通淋。

　　　　　　1. 用于心火亢盛而心烦易怒、失眠焦虑。可配伍茵陈、粳米等同用。

　　　　　　2. 用于湿热所致尿频、尿急、尿痛。可配伍灯心草、海金沙等同用。

【用法用量】煎汤等。9 ~ 15g。

【注　　意】无实火、湿热者慎服，体虚有寒者禁服。

西瓜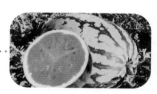

图2-14　西瓜

【来　　源】为葫芦科西瓜属植物西瓜的果瓤（图2-14）。

【性味归经】味甘、性寒。入胃、心、膀胱经。

【功　　用】清热利尿，解暑生津。

　　　　　　用于暑热或温热病，热盛伤津，心烦口渴，口舌生疮，小便短赤。可单用绞
　　　　　　汁饮。

【用法用量】煎汤，生食，绞汁等。

【注　　意】中寒湿盛者不宜。

绿豆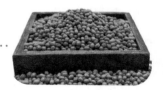

图2-15　绿豆

【来　　源】为豆科豇豆属植物绿豆的种子（图2-15）。

【性味归经】味甘，性寒。入心、肝、胃经。

【功　　用】清热，消暑，利水，解毒。

　　　　　　1. 用于热病或暑热所致的心烦口渴。可单用煮汤冷食，或配伍金银花，竹叶
　　　　　　应用。

　　　　　　2. 用于热淋、小便不利、水肿。可配伍赤小豆、薏苡仁同用。

　　　　　　3. 用于服巴豆、附子等热药引起的中毒或不良反应。可单用或与甘草配伍。

【用法用量】煎汤，煮食，研末等。15 ~ 30g。

【注　　意】药用不可去皮。脾胃虚寒滑泄者慎服。

茶叶

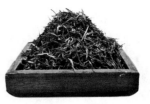

图2-16　茶叶

【来　　源】为山茶科茶属植物茶的嫩叶或嫩芽（图2-16）。

【性味归经】味苦、甘，性凉。入心、肺、胃、肾经。

【功　　用】清头目，除烦渴，化痰，消食，利尿，解毒。

　　　　　1. 用于热毒下痢，发热口渴。可与乌梅同用。

　　　　　2. 用于食积。可单用泡水。

　　　　　3. 用于小便不通，脐下满闷。可配伍使用。

【用法用量】开水泡，煎汤，研末等。3～10g。

【注　　意】脾胃虚寒者慎服，失眠者及习惯性便秘者禁服。

芦根

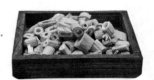

图2-17　芦根

【来　　源】为禾本科植物芦苇的根茎（图2-17）。

【性味归经】味甘，性寒。入肺、胃、膀胱经。

【功　　用】清热生津，除烦止呕，利尿。

　　　　　1. 用于高热伤津、烦热口渴。可配伍麦冬汁、梨汁、荸荠汁、藕汁同用。

　　　　　2. 用于胃热呕哕、烦渴不止。可配伍茅香花、麦门冬、赤茯苓、甘草、枇杷叶同用。

　　　　　3. 用于咽喉肿痛。可用鲜品捣汁调蜜用。

　　　　　4. 解鱼蟹毒。可单用。

【用法用量】煎汤，捣汁等。15～30g；鲜品加倍。

【注　　意】脾胃虚寒者慎服。

金银花

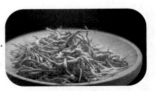

图2-18　金银花

【来　　源】为忍冬科忍冬属植物忍冬、华南忍冬、菰腺忍冬、黄褐毛忍冬的花蕾（图2-18）。

【性味归经】味甘，性寒。入肺、胃经。

【功　　用】清热解毒。

　　　　　1. 用于温病初起见发热恶寒，咳嗽，咽喉肿痛等。可配伍粳米应用。

　　　　　2. 用于疮肿，肺痈，肠痈等。可配伍甘草应用。

　　　　　3. 用于热毒泻痢、下痢脓血。可单用冲泡代茶饮。

【用法用量】煎汤，开水泡等。10～20g。

【注　　意】脾胃虚寒及疮疡属阴证者慎服。

鱼腥草

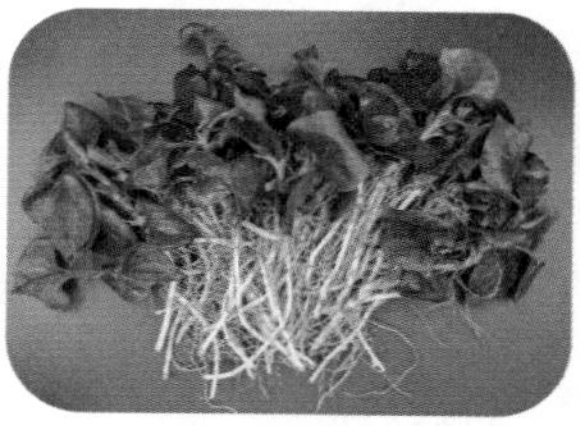

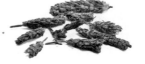

图2-19 鱼腥草

【来　　源】为三白草科蕺菜属植物蕺菜的带根全草（图2-19）。

【性味归经】味辛，性微寒。入肺、膀胱、大肠经。

【功　　用】清热解毒，排脓消痈，利尿通淋。

    1. 用于热淋、白浊、白带，或痰热壅肺，胸痛喘咳，痰黄稠黏等。可单用煎汁。

    2. 用于肺痈吐脓、吐血。可配伍天花粉、侧柏叶等同用。

【用法用量】煎汤，生食，捣汁等。15～25g。

【注　　意】虚寒证慎服。

夏枯草

图2-20 夏枯草

【来　　源】为唇形科夏枯草属植物夏枯草或长冠夏枯草的果穗（图2-20）。

【性味归经】味辛、苦，性寒。入肝、胆经。

【功　　用】清火，明目，散结，消肿。

    1. 用于目赤肿痛、目珠疼痛或头疼、眩晕。可与当归、白芍等配合应用。

    2. 用于肝气郁结、痰气互结的包块、结节。可单用，或配伍昆布、海藻等同用。

【用法用量】煎汤等。6～15g。

【注　　意】脾胃虚弱者慎服。

土茯苓

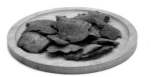

图2-21 土茯苓

【来　　源】为百合科菝葜属植物光叶菝葜的根茎（图2-21）。

【性味归经】味甘、淡，性平。入肝、肾、脾、胃经。

【功　　用】清热除湿，泄浊解毒，通利关节。

    1. 用于湿热邪毒留注下焦所致的淋浊带下、杨梅疮毒。可单用或配伍应用。

    2. 用于风湿骨痛，疮痈肿毒。可配伍猪肉同用。

【用法用量】煎汤等。10～60g。

【注　　意】肝肾阴虚者慎服。

荠菜

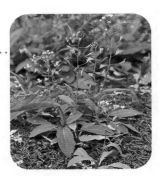

图2-22　荠菜

【来　　源】为十字花科荠属植物荠菜的全草（图2-22）。

【性味归经】味甘、淡，性凉。入肝、脾、膀胱经。

【功　　用】凉肝止血，平肝明目，清热利湿。

  1. 用于血热出血，吐血、咯血、咳血、尿血等。可单用或配伍藕等同用。

  2. 用于高血压。可配伍夏枯草同用。

  3. 用于水肿、泄泻、痢疾、淋证。可单用或配伍豆腐、芦笋等同用。

【用法用量】煎汤，捣汁等。15～30g；鲜品60～120g。

旱芹

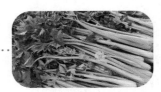

图2-23　旱芹

【来　　源】为伞形科芹属植物旱芹的带根全草（图2-23）。

【性味归经】味甘、辛、微苦，性凉。入肝、胃、肺经。

【功　　用】平肝清热，祛风利湿。

  1. 用于肝阳上亢，眩晕。可单用或配伍鲜车前草应用。

  2. 用于风湿痹痛。可单用或配伍应用。

【用法用量】煎汤，捣汁等。9～15g；鲜品30～60g。

【注　　意】肚腹有积滞慎用。

芦荟叶

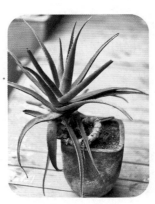

图2-24　芦荟

【来　　源】为百合科芦荟属植物库拉索芦荟或斑纹芦荟等的叶（图2-24）。

【性味归经】味苦、涩，性寒。入肝、大肠经。

【功　　用】泻火，解毒，化瘀，杀虫。

  1. 用于百日咳。可捣汁单用。

  2. 用于烧烫伤，蜂螫伤。可用鲜品捣烂外敷。

【用法用量】捣汁等。15～30g。

【注　　意】孕妇忌服。

荷叶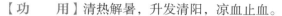

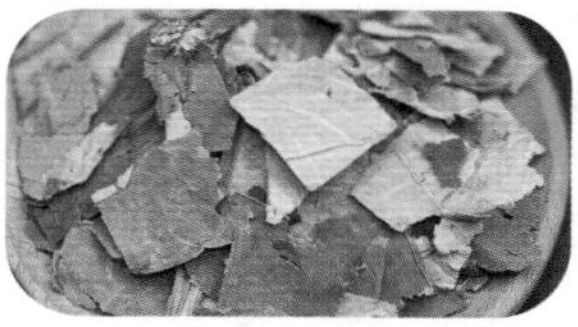

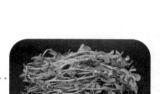

图2-25 荷叶

【来　　源】为睡莲科莲属植物莲的叶（图2-25）。

【性味归经】味苦、涩，性平。入心、肝、脾经。

【功　　用】清热解暑，升发清阳，凉血止血。

1. 用于暑湿困阻中焦，高热烦渴、胃脘痞满、身重如裹。可与绿豆、粳米同用。

2. 用于吐血。可用霜败荷叶烧灰研末单用，或配伍应用。

【用法用量】煎汤，捣汁，烧灰等。3～10g；鲜品15～30g。

【注　　意】气血虚者慎服。

马齿苋

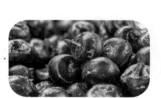

图2-26 马齿苋

【来　　源】为马齿苋科马齿苋属植物马齿苋的全草（图2-26）。

【性味归经】味酸，性寒。入大肠、肝经。

【功　　用】清热解毒，凉血止痢，利湿通淋。

1. 用于湿热泻痢、下痢脓血、里急后重。可配合绿豆、粳米同用。

2. 用于尿血、便血。可单用绞汁饮或配伍藕汁等同用。

【用法用量】煎汤，绞汁，生食等。10～15g；鲜品30～60g。

【注　　意】脾胃虚寒、肠滑作泻者不宜。

荸荠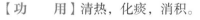

图2-27 荸荠

【来　　源】为莎草科荸荠属植物荸荠的球茎（图2-27）。

【性味归经】味甘，性寒。入肺、胃经。

【功　　用】清热，化痰，消积。

1. 用于太阴温病，口渴甚，吐白沫黏滞不快。可与梨、鲜苇根、麦冬、藕捣汁共用。

2. 用于热病口渴，消渴，咽喉肿痛。可单用。

3. 用于腹满胀大。可与猪肚同用。

【用法用量】煎汤，生食，绞汁等。40～80g。

【注　　意】虚寒及血虚者慎服。

蚌肉

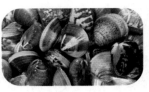

图2-28　蚌

【来　　源】为蚌科冠蚌属动物褶纹冠蚌、帆蚌属三角帆蚌和无
　　　　　　齿蚌属背角无齿蚌等蚌类的肉（图2-28）。

【性味归经】味甘、咸，性寒。入肝、肾经。

【功　　用】清热解毒，滋阴明目。
　　　　　　用于消渴烦热、血崩、带下、痔血，以及目赤火眼等。可单用煮食或配伍
　　　　　　应用。

【用法用量】煎汤，煮食等。90～150g。

【注　　意】脾胃虚寒者慎服。

第三节

祛湿类药食

祛湿类药食是指以调节体内水液代谢，促进水湿排出，治疗和调理水湿证候为主要作用的药物和食物。本类药食还可进一步分为利水渗湿类药食、芳香化湿类药食和祛风除湿类药食。

凡能通利水道，渗泄水湿，治疗和调理水湿内停的药物和食物，称为利水渗湿类药食，如茯苓、薏苡仁等。本类药食通过通畅小便，增加尿量，将体内蓄积的水湿从小便排出。适用于小便不利、水肿、淋证、黄疸、湿疮、泄泻、带下、湿温、湿痹等水湿所致的各种病证。利水渗湿类药食使用不当，易耗伤阴液，阴亏津少、肾虚遗精遗尿者慎用或忌用。

凡气味芳香、性偏湿燥，能化湿运脾，治疗和调理湿浊中阻证候的药物和食物，称为芳香化湿类药食，如砂仁、藿香等。中医认为，脾恶湿，若湿浊内阻中焦致脾为湿困，则脾胃运化水谷功能失常，出现脘腹痞满、呕吐泛酸、大便溏薄、食少体倦、舌苔白腻等症。芳香之品能醒脾，湿燥之物可燥湿，故本类药食适用于上述症状。芳香化湿类药食性偏湿燥，易伤阴液，阴虚者不宜选择。另外，芳香化湿类药食因其芳香，含挥发油，不宜久烹，以免降低功用。

以祛除风湿，活络，止痛，治疗和调理风湿痹证为主要作用的药物和食物，称为祛风除湿类药食，如木瓜等。本类药食能祛风散寒除湿，适用于风寒湿邪导致的肌肉、经络、筋骨、关节等处的疼痛、麻木和关节肿大、筋脉拘挛、伸屈不利等证，有的还兼有舒筋、通络、止痛及强壮筋骨的作用。本类药食性多湿燥，易耗损阴血，阴虚血亏者慎用。

茯苓

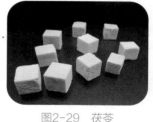

图2-29　茯苓

【来　　源】为多孔菌科卧孔属真菌茯苓的菌核（图2-29）。

【性味归经】味甘、淡，性平。入心、脾、肺、肾经。

【功　　用】利水渗湿，健脾和胃，宁心安神。

1. 用于小便不利、水肿。可单用或配伍应用。

2. 用于脾胃虚弱、饮食不佳、大便溏泻。可配伍山药、人参等同用。

3. 用于各种失眠。可配伍粳米应用。

【用法用量】煎汤，研末等。10～15g。

【注　　意】阴虚而无湿热、虚寒滑精、气虚下陷者慎用。

薏苡仁

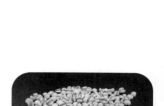

图2-30　薏苡仁

【来　　源】为禾本科薏苡属植物薏苡的种仁（图2-30）。

【性味归经】味甘、淡，性微寒。入脾、胃、肺经。

【功　　用】利水渗湿，健脾除痹，清热排脓。

1. 用于脾虚泄泻、小便不利、水肿、淋浊以及湿痹筋脉拘挛。可单用或配伍冬瓜等同用。

2. 用于肺痈、肠痈的辅助治疗。可单用或配伍赤小豆等同用。

【用法用量】煎汤，煮食等。10～30g。

【注　　意】本品力缓，宜多服久服。脾虚无湿，大便燥结及孕妇慎服。

赤小豆

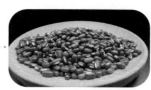

图2-31　赤小豆

【来　　源】为豆科豇豆属植物赤小豆或赤豆的种子（图2-31）。

【性味归经】味甘、酸，性微寒。入心、小肠、脾经。

【功　　用】利水消肿退黄，清热解毒消痈。

1. 用于脾虚水肿、黄疸、脚气、小便不利，或泄泻。可单用或配伍冬瓜、鲤鱼等同用。

2. 用于湿热气滞瘀凝所致肠痈。可配伍蒲公英、薏苡仁、甘草应用。

【用法用量】煎汤，煮食等。10～30g。

【注　　意】瘦人津枯者不宜。

白扁豆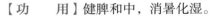

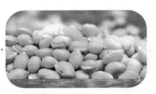

图2-32　白扁豆

【来　　源】为豆科扁豆属植物扁豆的白色成熟种子（图2-32）。

【性味归经】味甘、淡，性平。入脾、胃经。

【功　　用】健脾和中，消暑化湿。

　　　　　　1. 用于老人脾胃不和、时作溏泄。可与白术、山药、芡实、茯苓等同用。

　　　　　　2. 用于暑天外感，湿滞脾胃。可与香薷、厚朴同用。

　　　　　　3. 用于赤白带下或水肿。可炒研为末，米汤调服。

【用法用量】煎汤，煮食，研末等。10 ~ 15g。

【注　　意】多食壅滞，气滞者慎用。

冬瓜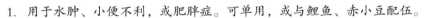

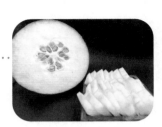

图2-33　冬瓜

【来　　源】为葫芦科冬瓜属植物冬瓜的果实（图2-33）。

【性味归经】味甘、淡，性微寒。入肺、大肠、小肠、膀胱经。

【功　　用】利尿，清热，化痰，生津，解毒。

　　　　　　1. 用于水肿、小便不利，或肥胖症。可单用，或与鲤鱼、赤小豆配伍。

　　　　　　2. 用于痰热喘咳。可配伍冰糖应用。

　　　　　　3. 用于热病烦渴或消渴。可单用绞汁服。

【用法用量】煎汤，煮食，绞汁等。60 ~ 120g。

【注　　意】脾胃虚寒者不宜过食。

鲫鱼

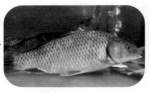

图2-34　鲫鱼

【来　　源】为鲤科鲫鱼属动物鲫鱼的肉（图2-34）。

【性味归经】味甘，性平。入脾、胃、大肠经。

【功　　用】健脾和胃，利水消肿，通血脉。

　　　　　　1. 用于脾胃虚弱，不思饮食，食后不化。可与莼菜同用。

　　　　　　2. 用于脾虚水肿，小便不利。可配伍砂仁、甘草应用。

　　　　　　3. 用于产后乳汁不足。可与猪蹄、黄豆、花生等同用。

【用法用量】煎汤，煮食等。

【注　　意】多食动火。

砂仁

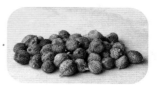

图2-35　砂仁

【来　　源】为姜科砂仁属植物阳春砂仁、绿壳砂仁和海南砂仁的成熟果实或种子（图2-35）。

【性味归经】味辛，性温。入脾、胃、肾经。

【功　　用】化湿，行气，温脾，安胎。

　　1. 用于脾胃虚弱、饮食不振、妊娠呕吐、胎动不安。可与猪肚配伍应用。

　　2. 用于心腹胀满，胸膈噎塞，嗳气吞酸。可与生姜同用。

　　3. 用于虚寒泄泻。可配伍干姜、猪肾同用。

【用法用量】煎汤，研末等。3～6g。

【注　　意】阴虚有热者慎用。

藿香

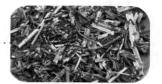

图2-36　藿香

【来　　源】为唇形科藿香属植物藿香的地上部分（图2-36）。

【性味归经】辛，微温。入脾、胃、肺经。

【功　　用】祛暑解表，化湿和胃。

　　1. 用于预防伤暑。可配伍佩兰同用。

　　2. 用于暑天外感，恶寒发热，恶心呕吐，不思饮食，反复腹泻。可配伍高良姜应用。

　　3. 用于脾胃不健，食后腹胀。可配伍丁香、陈皮等同用。

【用法用量】煎汤，生食等。6～10g；鲜品加倍。

【注　　意】不宜久煎。阴虚火旺者禁服。

白豆蔻

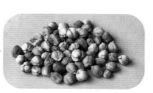

图2-37　白豆蔻

【来　　源】为姜科豆蔻属植物白豆蔻和爪哇白豆蔻的成熟果实（图2-37）。

【性味归经】味辛，性温。入脾、胃、肺经。

【功　　用】化湿行气，温中止呕，开胃消食。

　　1. 用于湿浊中阻，胸闷腹胀、脘腹冷痛、食欲缺乏。可配伍丁香同用。

　　2. 用于脾胃虚弱，呕吐反胃及妊娠呕吐。可单用研末或配伍生姜、砂仁等同用。

【用法用量】煎汤，研末等。3～6g。

【注　　意】阴虚血燥者禁服。

草果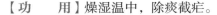

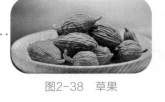

图2-38　草果

【来　　源】为姜科砂仁属植物草果的果实（图2-38）。

【性味归经】味辛，性温。入脾、胃经。

【功　　用】燥湿温中，除痰截疟。

　　　　　　1. 用于寒湿阻滞中焦，脘腹胀痛、呕吐泄泻。可配合神曲、陈皮等同用。

　　　　　　2. 用于疟疾。可配伍应用。

【用法用量】煎汤等。3～6g。

【注　　意】阴虚血燥者禁服。

木瓜

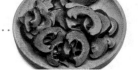

图2-39　木瓜

【来　　源】为蔷薇科木瓜属植物皱皮木瓜的果实（图2-39）。

【性味归经】味酸，性温。入肝、脾、胃经。

【功　　用】舒筋活络，和胃化湿。

　　　　　　1. 用于风湿痹痛、筋脉拘挛、腰膝酸痛、脚气湿痹。可单用浸酒服。

　　　　　　2. 用于恶心呕吐、吐泻转筋。可单用或配伍陈仓米同用。

【用法用量】煎汤，浸酒等。5～10g。

【注　　意】胃酸过多者不宜用。

天麻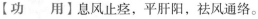

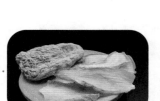

图2-40　天麻

【来　　源】为兰科天麻属植物天麻的块茎（图2-40）。

【性味归经】味甘、辛，性平。入肝经。

【功　　用】息风止痉，平肝阳，祛风通络。

　　　　　　1. 用于虚风内动，惊痫抽搐。可配伍川芎、防风、鳖甲等同用。

　　　　　　2. 用于肝阳上亢，眩晕头痛。可配伍猪脑或鱼头等同用。

　　　　　　3. 中风不遂，风湿痹痛。可配伍川芎、当归等同用。

【用法用量】煎汤，研末等。3～10g。

【注　　意】气血虚甚至慎服。

———— 第四节 ————

温里类药食

凡能温中散寒，温暖脏腑，治疗或调理里寒证的药物和食物，称为温里类药食。

里寒证包括三种类型，一为寒邪内侵，脾胃阳气被困而见脘腹冷痛、呕吐泄泻；二为阳气不足，阴寒内盛而见畏寒肢冷、小便清长、舌淡苔白；三为大汗亡阳，见四肢厥逆、汗出神疲、脉微欲绝。出现上述症状者，可选用温里类药食。

本类药食辛热燥烈，使用不当易致伤津动血。凡实热证、阴虚火旺、津血不足者忌服；孕妇慎用。

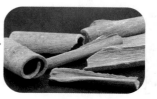

图2-41　肉桂

肉桂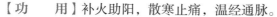

【来　　源】为樟科樟属植物肉桂的干皮、枝皮（图2-41）。

【性味归经】味辛、甘，性热。入肾、脾、心、肝经。

【功　　用】补火助阳，散寒止痛，温经通脉。

　　　　　　1. 用于肾阳不足，畏寒肢冷，腰膝冷痛等。可单用。

　　　　　　2. 用于妇女冲任虚寒，痛经、闭经。可单用。

【用法用量】煎汤等。2~5g。

【注　　意】阴虚火旺者慎用。

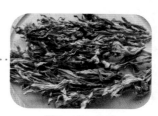

图2-42　艾叶

艾叶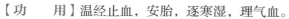

【来　　源】为菊科蒿属植物艾的叶（图2-42）。

【性味归经】味辛、苦，性温。入脾、肝、肾经。

【功　　用】温经止血，安胎，逐寒湿，理气血。

　　　　　　1. 用于阳气不足，小腹冷痛、痛经、月经不调、胎动不安及宫冷不孕等。可与红糖、粳米同用。

　　　　　　2. 用于崩漏、习惯性流产等。可与生姜、鸡蛋配伍。

　　　　　　3. 用于转筋吐泻。可与木瓜同用。

【用法用量】煎汤等。3~10g。

【注　　意】阴虚血热者慎用。

丁香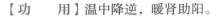

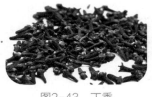

图2-43　丁香

【来　　源】为桃金娘科丁子香属植物丁香的花蕾（图2-43）。

【性味归经】味辛，性温。入脾、胃、肾经。

【功　　用】温中降逆，暖肾助阳。

　　　　　　1. 用于胃寒呕吐、呃逆、胃痛。可与人参、藿香同用。

　　　　　　2. 用于阳气不足，畏寒肢冷，气短乏力。可配伍肉桂、酒同用。

【用法用量】煎汤，研末，浸酒等。2～5g。

【注　　意】热病及阴虚内热者慎用。

花椒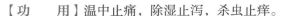

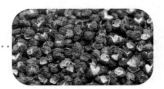

图2-44　花椒

【来　　源】为芸香科花椒属植物花椒、青椒的果皮（图2-44）。

【性味归经】味辛，性温。有小毒。入脾、胃、肾经。

【功　　用】温中止痛，除湿止泻，杀虫止痒。

　　　　　　1. 用于中焦实寒或虚寒所致脘腹冷痛呕吐、泄泻。可单用或配伍生姜、大枣
　　　　　　　 同用。

　　　　　　2. 用于蛔虫腹痛。可配伍醋同用。

【用法用量】煎汤，研末等。3～6g。

【注　　意】阴虚火旺者忌服，孕妇慎用。

小茴香

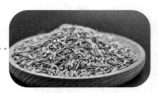

图2-45　小茴香

【来　　源】为伞形科茴香属植物茴香的果实（图2-45）。

【性味归经】味辛，性温。入肝、肾、膀胱、胃经。

【功　　用】温肾暖肝，散寒止痛，理气和胃。

　　　　　　1. 用于寒疝腹痛。可与胡椒、酒同用。

　　　　　　2. 用于肾阳不足，腰痛、夜尿频多。可单用或与猪肾同用。

【用法用量】煎汤，研末，浸酒等。3～6g。

【注　　意】实热内盛、阴虚火旺者慎用。

韭菜

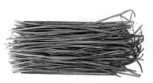

图2-46　韭菜

【来　　源】为百合科葱属植物韭的叶（图2-46）。

【性味归经】味辛，性温。入肝、胃、肾、肺经。

【功　　用】补肾助阳，温中开胃，散瘀血。

 1. 用于肾虚阳痿，遗精遗尿，腰膝酸软。可配伍胡桃仁应用。

 2. 用于噎膈反胃，脘腹冷痛，饮食减少。可单用捣汁饮或配伍生姜同用。

 3. 用于胸痹疼痛。可单用捣汁饮或配伍薤白同用。

【用法用量】炒食，捣汁等。60~120g。

【注　　意】阴虚有热或患疮疡、目疾的病人慎用。

酒

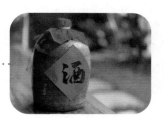

图2-47　酒

【来　　源】为用高粱、大麦、大米、甘薯、玉米、葡萄等为原料酿制而成的饮料（图2-47）。

【性味归经】味辛、甘、苦，性温。入心、肝、肺、胃经。

【功　　用】温行气血，祛寒止痛，宣行药势。

 1. 用于阴寒内盛。可单用。

 2. 用于正气不足所致胸痹心痛。可与瓜蒌实、薤白同用。

【用法用量】温饮，与药同煎，或浸药等。

【注　　意】阴虚、失血及湿热甚者慎服。

第五节

理气类药食

  凡能调理气分疾病，疏畅气机，治疗或调理气滞、气逆证候的药物和食物，称为理气类药食。

  理气类药食大多气香性温，其味辛、苦，长于行散或泄降，具有理气健脾、行气止痛、顺气降逆、疏肝解郁或破气散结等功效。

  本类药食辛燥者居多，易耗气伤阴，故气虚及阴亏者不宜选择。

陈皮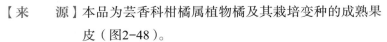

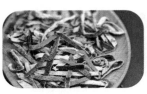

图2-48　陈皮

【来　　源】本品为芸香科柑橘属植物橘及其栽培变种的成熟果皮（图2-48）。

【性味归经】味辛、苦，性温。入脾、胃、肺经。

【功　　用】理气调中，降逆止呕，燥湿化痰。

  1. 用于脾胃气滞，胃脘胀痛，饱闷不适，食后尤甚，痛无定处，嗳气频作。可与粳米配伍。

  2. 用于痰湿咳嗽，痰多而稀，舌苔白腻。可单用或配伍甘草同用。

【用法用量】煎汤等。3～10g。

【注　　意】气虚、阴虚者慎服。

橘红

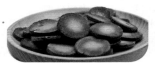

图2-49　橘红

【来　　源】为芸香科柑橘属植物橘及其栽培变种的外层果皮（图2-49）。

【性味归经】味辛、苦，性温。入肺、脾经。

【功　　用】散寒燥湿，理气化痰，宽中健胃。

  1. 用于风寒感冒咳嗽，痰多。可配伍甘草同用。

  2. 用于脾胃气滞致呃逆、恶心呕吐。可单用或与藿香、丁香、人参等同用。

  3. 用于老人气秘，大腑不通。可配伍杏仁同用。

【用法用量】煎汤，研末，浸酒等。3～9g。

佛手柑

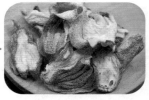

图2-50　佛手柑

【来　　源】为芸香科柑橘属植物佛手的果实（图2-50）。

【性味归经】味辛、苦，性温。入肝、脾、肺经。

【功　　用】疏肝理气，和胃化痰。

  1. 用于肝气郁结，情志不畅、胁肋疼痛。可与木瓜、陈皮等浸酒共用。

  2. 用于脾胃气滞所致脘腹胀满、胃脘疼痛。可焙末单用。

【用法用量】煎汤，研末，浸酒等。3～10g。

【注　　意】阴虚有火，无气滞者慎服。

柠檬 ....

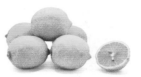

图2-51　柠檬

【来　　源】为芸香科柑橘属植物黎檬或柠檬的果实（图2-51）。

【性味归经】味酸、甘，性凉。入肺、胃经。

【功　　用】生津解暑，和胃安胎，止咳化痰。

　　　　　　　1. 用于胃热津伤或暑热所伤致口燥咽干、喜冷饮。可单用本品冲泡代茶饮。

　　　　　　　2. 用于恶心呕吐、妊娠恶阻。可与白糖同用。

　　　　　　　3. 用于感受燥热之邪，咳嗽咳痰、口舌干燥。可与浙贝母、梨配合使用。

【用法用量】煎汤，开水泡，绞汁等。

金针菜 ....

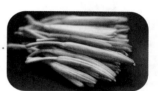

图2-52　金针菜

【来　　源】为百合科萱草属植物黄花菜的花蕾（图2-52）。

【性味归经】味甘，性凉。入心、肝、脾经。

【功　　用】宽胸解郁，清热利湿。

　　　　　　　1. 用于肝郁气滞、湿热内盛。可腌制后应用。

　　　　　　　2. 用于小便不利。可单用。

【用法用量】煎汤，腌制等。15～30g。

玫瑰花 ....

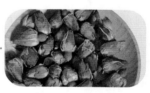

图2-53　玫瑰花

【来　　源】为蔷薇科蔷薇属植物玫瑰和重瓣玫瑰的花（图2-53）。

【性味归经】味甘、微苦，性温。入肝、脾经。

【功　　用】疏肝理气，和血调经。

　　　　　　　1. 用于肝胃气痛，胸闷胁痛、胃脘胀痛。可单用冲泡代茶饮。

　　　　　　　2. 用于月经不调、吐血、咯血、跌打瘀痛。可配伍红糖应用。

【用法用量】煎汤，开水泡，浸酒等。3～10g。

【注　　意】阴虚有火者慎用。

第六节

消食类药食

　　凡能消食化积，增强脾胃运化功能，治疗和调理饮食积滞证候的药物和食物，称为消食类药食。适用于宿食不消所致的脘腹胀闷、嗳气吞酸、恶心呕吐、大便失常，以及脾胃虚弱，消化不良等症。

山楂

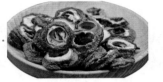

图2-54　山楂

【来　　源】为蔷薇科山楂属植物山楂或山里红的成熟果实（图2-54）。

【性味归经】味甘，酸，性微温。入脾、胃、肝经。

【功　　用】消食化积，健胃，活血散瘀。

　　1. 用于肉食积滞、脘腹胀满、腹痛泄泻、小儿疳积等。可单用或配伍白术、神曲同用。

　　2. 用于产妇恶露不尽、腹中疼痛，或儿枕作痛。可单用或配伍红糖应用。

【用法用量】煎汤，开水泡，生食等。3～10g。

【注　　意】脾胃虚弱而无积滞者不宜，孕妇慎服。

鸡内金

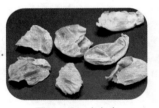

图2-55　鸡内金

【来　　源】为雉科雉属动物家鸡的砂囊内膜（图2-55）。

【性味归经】味甘、涩，性平。入脾、胃、膀胱经。

【功　　用】健脾消食，涩精止遗。

　　1. 用于食积腹满、呕吐反胃、小儿疳积。可单用研末或配伍车前子、米汤同用。

　　2. 用于遗尿、遗精。可单用或配伍应用。

【用法用量】煎汤，研末等。3～10g。

【注　　意】脾虚无积者慎服。

麦芽 ·····

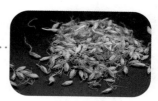

图2-56　麦芽

【来　　源】为禾本科大麦属植物大麦的发芽颖果（图2-56）。

【性味归经】味甘，性平。入脾、胃经。

【功　　用】消食化积，健脾开胃，退乳消胀。

　　　　　　1. 用于脾胃虚弱、消化不良。可炒黄捣碎单用。

　　　　　　2. 用于妇人回乳、乳房胀痛。可研末单用。

【用法用量】煎汤，研末等。10～15g。回乳可用60g。

【注　　意】哺乳期妇女斟酌使用。

白萝卜 ·····

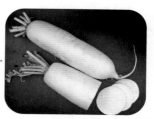

图2-57　白萝卜

【来　　源】为十字花科萝卜属植物莱菔的根（图2-57）。

【性味归经】味辛、甘，性凉；熟者味甘、性平。入脾、胃、
　　　　　　肺、大肠经。

【功　　用】消食化积，下气宽中，清热化痰，散瘀止血。

　　　　　　1. 用于食积不消，脘腹胀满。可单用。

　　　　　　2. 用于肺热痰稠，咳嗽。可单用生品或绞汁，配伍白糖同用。

　　　　　　3. 用于热病口渴，或消渴口干。可单用生品绞汁。

　　　　　　4. 用于衄血、咳血、便血。可用生品绞汁，配伍蜂蜜同用。

【用法用量】煎汤，煮食，腌制，生食，绞汁等。

【注　　意】脾胃虚寒者不宜生食。

第七节

理血类药食

以调理人体之血为主要作用的药物和食物，称为理血类药食。

理血类药食除了见于相关章节的补血、凉血等类外，还有止血和活血类。

　　凡能制止各种体内外出血，保护血脉正常运行，治疗和调理出血证为主要作用的药物和食物，称为止血类药食，如三七、猪肠等。止血类药食适用于多种出血证，如咯血、咳血、吐血、便血、尿血、崩漏、紫癜及外伤出血等证。在使用本类药食时，应注意有无瘀血。若瘀血未尽，须配伍活血祛瘀类药食，不能单纯使用止血类药食。

　　活血类药食是指以通畅血脉、促进血行、消散瘀血，治疗和调理瘀血证为主要作用的一类药物和食物，如川芎、红花等。本类药食长于走散，具行血、散瘀、通经、利痹、消肿及定痛等功用，用于血行失畅，瘀血阻滞之证。活血类药食易耗血动血，妇女月经过多及出血无瘀都忌用；孕妇尤当慎用或忌用。

三七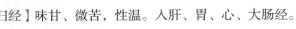

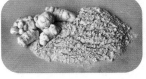

图2-58　三七

【来　　源】为五加科人参属植物三七的根（图2-58）。

【性味归经】味甘、微苦，性温。入肝、胃、心、大肠经。

【功　　用】化瘀止血，消肿定痛。

　　　　　　1. 用于吐血、衄血、产后血多。可单用研末米汤冲服，或配伍应用。

　　　　　　2. 用于各种肿块瘿瘤。可配伍应用。

【用法用量】煎汤，研末等。1 ~ 9g。

【注　　意】孕妇慎服。

猪肠

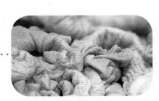

图2-59　猪肠

【来　　源】为猪科猪属动物猪的肠（图2-59）。

【性味归经】味甘、性微寒。入大肠、小肠经。

【功　　用】祛风，解毒，止血。

　　　　　　用于久泻脱肛，痔疮下血。可单用。用于后者，可配伍槐花、米醋同用。

【用法用量】煮食等。

【注　　意】外感不清、脾虚滑泄者忌用。

木耳

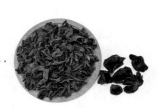

图2-60　木耳

【来　　源】为木耳科木耳属真菌木耳、毛木耳及皱木耳的子实
　　　　　　体（图2-60）。

【性味归经】味甘，性平。入肺、脾、大肠、肝经。

【功　　用】补益气血，润肺止咳，止血。

　　　　　　1. 用于气血不足。可配伍红枣、红糖同用。

　　　　　　2. 用于阴虚肺燥，干咳无痰，或痰黏量少。可与百合、蜂蜜配伍。

　　　　　　3. 用于吐血、便血、痢疾、痔疮出血，崩漏等。可单用或配伍应用。

【用法用量】煎汤，煮食等。3～10g。

【注　　意】虚寒溏泻者慎服。

藕

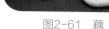

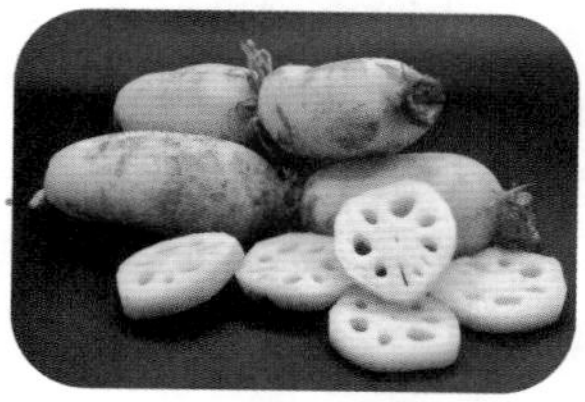

【来　　源】为睡莲科莲属植物莲的肥大根茎（图2-61）。

【性味归经】味甘，性寒，熟用性微温。入脾、胃、心、肝经。

图2-61　藕

【功　　用】清热生津，凉血，散瘀，止血。

　　　　　　1. 用于热病烦渴、热淋。可配伍梨汁、甘蔗汁同用。

　　　　　　2. 用于血热衄血、吐血、便血。可生食或绞汁饮，或与白茅根配伍。

　　　　　　3. 用于脾胃虚弱，少食腹泻。可配伍大枣、生姜同用。

　　　　　　4. 用于血虚证。可配伍当归、猪肉同用。

【用法用量】煎汤，煮食，生食，绞汁等。

【注　　意】忌用铁器盛放。

丹参

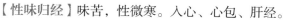
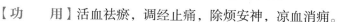
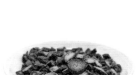

【来　　源】为唇形科丹参属植物丹参的根（图2-62）。

【性味归经】味苦，性微寒。入心、心包、肝经。

图2-62　丹参

【功　　用】活血祛瘀，调经止痛，除烦安神，凉血消痈。

　　　　　　1. 用于产后腹部刺痛，体虚水肿。可与三七、乌骨鸡同用。

　　　　　　2. 用于妇女月经不调，闭经，痛经。可单用浸酒。

　　　　　　3. 用于癫痫日久，气血不足。可配伍龙眼肉、炒枣仁同用。

【用法用量】煎汤，浸酒等。5～15g。

【注　　意】月经过多及无瘀血者禁用；孕妇慎服。

川芎

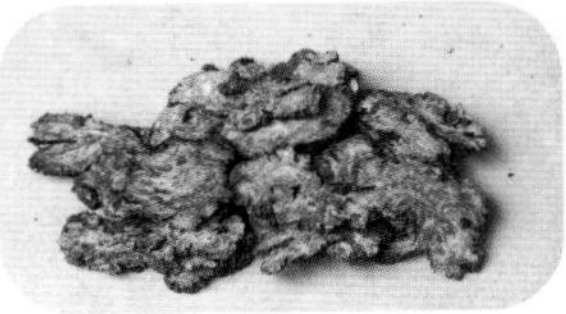

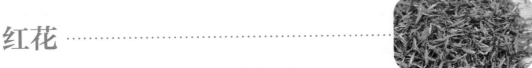

图2-63　川芎

【来　　源】为伞形科藁本属植物川芎的根茎（图2-63）。

【性味归经】味辛，性温。入肝、胆、心包经。

【功　　用】活血祛瘀，行气开郁，祛风止痛。

　　　　　　1. 用于头风，四肢拘挛痹痛。可配伍白芷、鱼头同用。

　　　　　　2. 用于中风后遗症。可配伍应用。

【用法用量】煎汤等。3~10g。

【注　　意】阴虚火旺，多汗者慎用；月经过多及出血性疾病慎用。

红花

图2-64　红花

【来　　源】为菊科红花属植物红花的花（图2-64）。

【性味归经】味辛，性温。入心、肝经。

【功　　用】活血通经，祛瘀止痛。

　　　　　　1. 用于产后头晕心烦闷。可配伍使用。

　　　　　　2. 用于妇女瘀血性痛经。可单用浸酒，或与山楂配伍。

【用法用量】煎汤，浸酒等。3~10g。

【注　　意】孕妇及月经过多者禁用。

蟹

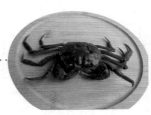

图2-65　蟹

【来　　源】为方蟹科绒螯蟹属动物中华绒螯蟹和日本绒螯蟹的
　　　　　　肉和内脏（图2-65）。

【性味归经】味咸，性寒。入肝、胃经。

【功　　用】清热，散瘀，消肿解毒。

　　　　　　1. 用于跌打损伤、骨折。可烧灰黄酒温浸服。

　　　　　　2. 用于闪腰岔气。可焙干研末黄酒冲服。

【用法用量】煮食，研末，烧灰等。5~10g。

【注　　意】脾胃虚寒者慎用。

红糖

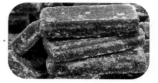

图2-66　红糖

【来　　源】为禾本科甘蔗属植物甘蔗的茎中汁液，经提取炼制
　　　　　　而成的赤色结晶体（图2-66）。

【性味归经】味甘、性温。归脾、胃、肝经。

【功　　用】补脾缓肝，活血散瘀。

　　　　　　1. 用于脾胃虚弱，腹痛呕哕。可同陈皮、生姜配伍。

　　　　　　2. 用于产后恶露不尽及痛经等。可配伍山楂、醪糟同用。

【用法用量】开水、酒或药汁冲泡等。

【注　　意】有痰湿或湿热者不宜。

第八节

化痰止咳平喘类药食

　　凡能祛痰或消痰，以治疗痰证为主要作用的药物和食物，称为化痰类药食。能减轻或制止咳嗽和喘息的药物和食物，称止咳平喘类药食。化痰类药食大多能用于止咳平喘，止咳平喘类药食多兼化痰作用，故又合称化痰止咳平喘类药食，适用于痰多、咳嗽、气喘等症。

川贝母

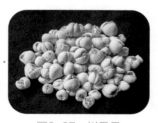

图2-67　川贝母

【来　　源】为百合科贝母属植物川贝母、暗紫贝母、卷叶贝母、
　　　　　　棱砂贝母、甘肃贝母、康定贝母等的鳞茎（图2-67）。

【性味归经】味苦、甘，性微寒。入肺、心经。

【功　　用】清热润肺，化痰止咳，散结消肿。

　　　　　　1. 用于肺阴不足，咳嗽、咯血，老年热咳。可配伍雪梨、冰糖同用。

　　　　　　2. 用于小儿咳嗽不止，痰鸣夜重。可配伍杏仁同用。

【用法用量】煎汤，研末等。1～9g。

【注　　意】脾胃虚寒及寒痰、湿痰者慎服。

桔梗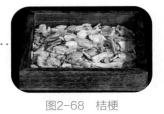

图2-68 桔梗

【来　　源】为桔梗科桔梗属植物桔梗的根（图2-68）。

【性味归经】味苦、辛，性平。入肺、胃经。

【功　　用】宣肺，利咽，祛痰，排脓。

  1. 用于慢性咽炎咳嗽或肺热所致咽喉肿痛、痰多咳嗽。可与甘草共用。

  2. 用于咳嗽痰多、咳吐脓痰。可与姜半夏、陈皮、白茯苓等配合。

【用法用量】煎汤等。3～10g。

【注　　意】阴虚久咳及咳血者禁服；胃溃疡者慎服。

杏仁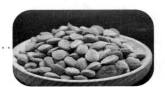

图2-69 杏仁

【来　　源】为蔷薇科杏属植物杏或山杏等的种子（图2-69）。

【性味归经】味苦，性微温。有小毒。入肺、大肠经。

【功　　用】降气化痰，止咳平喘，润肠通便。

  1. 用于久病体虚，肺痿咳嗽，吐痰黏白、精神疲乏、形体消瘦、心悸气喘。可配伍桑白皮、生姜、红枣、粳米等同用。

  2. 用于肠燥便秘。可配伍亚麻子、火麻仁同用。

【用法用量】煎汤，研末等。3～10g。

【注　　意】苦杏仁有小毒，用量不宜过大；婴儿慎用。

罗汉果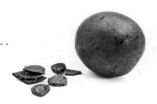

图2-70 罗汉果

【来　　源】为葫芦科罗汉果属植物罗汉果的果实（图2-70）。

【性味归经】味甘，性凉。入肺、脾经。

【功　　用】清肺，化痰，止咳，润肠。

  1. 用于痰火咳嗽。可单用或配伍猪精肉同用。

  2. 用于肠燥便秘。可冲泡代茶饮。

【用法用量】煎汤，开水泡等。15～30g。

【注　　意】肺寒及外感咳嗽者忌用。

白果

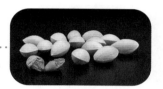

图2-71　白果

【来　　源】为银杏科银杏属植物银杏的种子（图2-71）。

【性味归经】味甘、微苦、涩，性平。有小毒。入肺、肾经。

【功　　用】敛肺平喘，止带缩尿。

　　1. 用于肺虚喘咳、哮喘痰多。可单用或与生姜、苏子、陈皮配伍同用。

　　2. 用于脾虚或脾肾两虚，带下、白浊、腹泻。可配伍莲子、芡实同用。

　　3. 用于肾气不固，小便频数或遗尿。可与益智仁、羊肉同用。

【用法用量】煎汤，煮食等。3～9g。

【注　　意】不可生食，熟食过多易引起中毒。中毒时可出现头痛、发热、惊厥、烦躁、呕吐、呼吸困难等。

梨

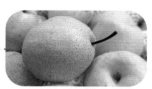

图2-72　梨

【来　　源】为蔷薇科梨属植物白梨、沙梨或秋子梨等的果实（图2-72）。

【性味归经】味甘、微酸，性凉。入肺、胃经。

【功　　用】润燥，生津，清热，化痰。

　　1. 用于肺热燥咳或痰热咳嗽。可单用取汁熬膏或与川贝母同用。

　　2. 用于热病心烦口渴。可单用绞汁饮。

　　3. 用于肺热津伤、失音咽干，肠燥便秘或下血。可连皮生食。

【用法用量】煎汤，煮食，熬膏，绞汁等。15～30g。

【注　　意】脾虚便溏、肺寒咳嗽及产妇慎服。

柿子

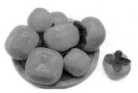

图2-73　柿子

【来　　源】为柿科柿属植物柿的果实（图2-73）。

【性味归经】味甘、涩，性凉。入心、肺、大肠经。

【功　　用】清热润肺，生津止渴，解毒。

　　1. 用于阴虚肺燥，咳嗽。可单用或配伍梨同用。

　　2. 用于燥热损伤血络，咯血、便血、血淋等。可单用。

【用法用量】生食，煮食等。

【注　　意】脾胃虚寒、痰湿内盛、外感咳嗽、脾虚泄泻、疟疾等症，禁食鲜柿。

海蜇

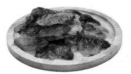

图2-74　海蜇

【来　　源】为根口水母科海蜇属动物海蜇或黄斑海蜇的口腕部
　　　　　　（图2-74）。

【性味归经】味咸，性平。入肝、肾、肺经。

【功　　用】清热平肝，化痰消积，润肠。

　　　　　　1. 用于痰热咳喘，痰浓黄稠。可配伍荸荠或白萝卜同用。

　　　　　　2. 用于小儿积滞。可配合荸荠同用。

　　　　　　3. 用于阴虚痰热，大便燥结。可配合荸荠同用。

【用法用量】煎汤，煮食等。30～60g。

【注　　意】脾胃虚弱勿食。

第九节

收涩类药食

以收敛固涩，增强固摄功能，治疗和调理体虚滑脱病证为主要作用的药物和食物，称为收涩类药食。

本类药食大多酸涩，适用于久病体虚、正气不固所致的盗汗、自汗、久泻、久痢、遗尿、遗精、滑精、久咳虚喘及崩漏等证候。

收涩类药食性涩敛邪，凡表邪未解、湿热所致的泻痢、带下及郁热未清者不宜应用。

山茱萸

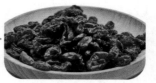

图2-75　山茱萸

【来　　源】为山茱萸科山茱萸属植物山茱萸的果肉（图2-75）。

【性味归经】味酸，性微温。入肝、肾经。

【功　　用】补益肝肾，收敛固涩。

　　　　　　1. 用于肝肾不足，腰膝酸软、耳鸣、遗精、小便频数、妇女带下等。可配伍粳米同用。

　　　　　　2. 用于五更肾泄。可与人参、白术、补骨脂等同用。

【用法用量】煎汤等。5～10g。

【注　　意】素有湿热、小便淋涩等，不宜使用。

莲子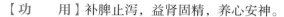

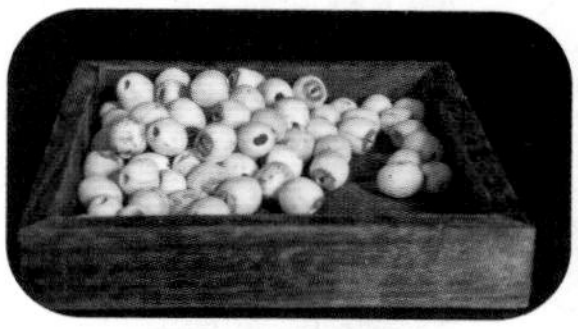

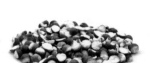

图2-76 莲子

【来　　源】为睡莲科莲属植物莲的成熟种子（图2-76）。

【性味归经】味甘、涩，性平。入脾、肾、心经。

【功　　用】补脾止泻，益肾固精，养心安神。

    1. 用于脾胃虚弱，少食腹泻，或久泻久痢。可单用。

    2. 用于小便失禁或男性梦遗、滑精。可与益智仁、龙骨合用。

    3. 用于妇女带下清稀量多。可配伍炒山药同用。

    4. 用于心失所养，虚烦不眠。可与百合、麦冬同用。

【用法用量】煎汤，煮食，研末等。6～15g。

【注　　意】中满痞胀、大便燥结者禁服。

芡实

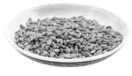

图2-77 芡实

【来　　源】为睡莲科芡属植物芡的种仁（图2-77）。

【性味归经】味甘、涩，性平。入脾、肾经。

【功　　用】益肾固精，补脾止泻，祛湿止带。

    1. 用于梦遗滑精。可与山药同用。

    2. 用于脾虚久泻。可配伍山药、茯苓、莲子肉、白扁豆、薏苡仁等同用。

    3. 用于妇女脾肾两虚、带下色黄白。可与车前子、白果同用。

【用法用量】煎汤，煮食，研末等。15～30g。

【注　　意】大小便不利者禁服；食滞不化者慎服。

浮小麦

【来　　源】为禾本科小麦属植物小麦干瘪轻浮的颖果（图2-78）。

图2-78 浮小麦

【性味归经】味甘，性凉。入心经。

【功　　用】除虚热，止汗。

    1. 用于盗汗、虚汗不止。可与米汤同用。

    2. 用于脏躁症。可配伍甘草、大枣同用。

【用法用量】煎汤，研末等。15～30g。

【注　　意】无汗而烦躁或虚脱汗出者忌用。

乌梅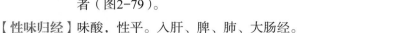

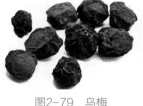

图2-79　乌梅

【来　　源】为蔷薇科李属植物梅近成熟的果实经熏焙加工而成者（图2-79）。

【性味归经】味酸，性平。入肝、脾、肺、大肠经。

【功　　用】敛肺止咳，涩肠止泻，止血，生津，安蛔。

1. 用于肺虚久咳，或干咳无痰。可配伍蜂蜜等同用。

2. 用于久痢不止。可单用。

【用法用量】煎汤等。3~10g。

【注　　意】有实邪者忌服，胃酸过多者慎服。

醋

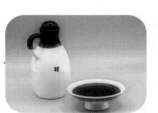

图2-80　醋

【来　　源】为用高粱、大米、大麦、小米、玉米等或低度白酒为原料酿制而成的含有乙酸的液体。亦有用食用冰醋酸加水和着色料配成，不加着色料即成白醋（图2-80）。

【性味归经】味酸、甘，性温。入肝、胃经。

【功　　用】散瘀消积，止血，安蛔，解毒。

1. 用于食欲缺乏或饮食积滞。可与生姜同用。

2. 用于吐血、便血、衄血等出血。可单用。

【用法用量】煎汤，拌制等。10~30mL。

【注　　意】脾胃湿重、痿痹、筋脉拘挛者慎服。

第十节
补益类药食

　　凡能补养正气、增强机体抵抗能力，消除和调理虚弱证候为主要作用的药物和食物都称为补益类药食。

　　补益类药食在中医药膳食疗中使用较多，按其功效和应用范围的不同，又可分为补气类、补阳类、补阴类和补血类等四大类型。在药膳应用中应根据虚弱证的不同类型，选择使用相应的补益类药食。

具有补气功能，能增强脏腑功能和机体活动能力，消除和调理气虚证的药物和食物，称为补气类药食，如人参、西洋参等。补气类药食能增强脾、肺二脏的活动功能，最适宜于脾肺气虚的病证。脾为后天之本，生化之源，脾气虚则食欲缺乏、脘腹胀满、大便溏泄、神倦乏力，甚至浮肿、脱肛；肺主一身之气，肺虚则少气懒言，动则喘息，易出虚汗。凡出现上述症状者，都可使用补气类药食。

具有补助阳气，增强人体功能活动和抗寒能力，治疗和调理阳虚证的药物和食物，称为补阳类药食，如肉苁蓉、冬虫夏草等。阳虚证主要包括心阳虚、脾阳虚、肾阳虚等证。由于肾阳为元阳，是诸阳之本，所以阳虚诸证往往与肾阳不足有十分密切的关系。肾阳虚的主要表现为：畏寒肢冷，腰膝酸痛或冷痛，阳痿早泄，宫冷不孕，白带清稀，尿频遗尿，脉沉苔白等。药膳食疗中使用补阳类药食应注意，其多生温燥，易伤阴助火，故阴虚火旺者不宜使用。

具有补血功能，治疗和调养血虚证的药物和食物，称为补血类药食，如阿胶、当归等。血虚证常见表现为面色萎黄，唇甲苍白，头晕眼花，心慌心悸，失眠健忘及妇女月经后期量少色淡，甚至闭经等证。有上述症状均可使用补血类药食进行调理。补血类药食大多味甘质腻，易妨碍消化，故有湿浊内阻、脘腹胀满、食少便溏者不宜使用。

具有滋养阴液、生津润燥，治疗或调理阴虚证的药物和食物，称为补阴类药食，如北沙参、石斛等。阴虚证主要包括肺阴虚、胃阴虚、肝阴虚和肾阴虚等证。补阴药甘寒滋腻，对脾胃虚弱、痰湿内阻、腹胀便溏者不宜使用。

总体看来，补益类药食不适用于实证，因容易导致"闭门留寇"而加重病情，不能盲目进补。在使用补益类药食时，可适当搭配健脾养胃的药食，以促进脾胃的运化，使其能充分发挥补益作用。

人参

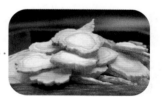

图2-81 人参

【来　　源】为五加科人参属植物人参的根（图2-81）。

【性味归经】味甘、微苦，性微温。入心、脾、肺、肾经。

【功　　用】大补元气，补脾益肺，固脱生津，安神益智。

    1. 用于脾气不足，倦怠无力、食欲缺乏、久泻不止、脏器下垂和各种出血证等。可配伍山药、大枣、鸡肉等同用。

    2. 用于肺气虚弱，动辄气喘、肢体无力，体虚多汗。可单用。

    3. 用于心气不定，怔忡，自汗。可单用。

【用法用量】煎汤，研末等。1～10g。

【注　　意】阴虚阳亢、骨蒸潮热，肺有实热或痰气壅滞的咳嗽，肝阳上升、头晕目赤，以及一切火郁内实之证均忌服。

西洋参

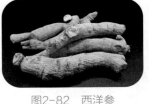

图2-82　西洋参

【来　　源】为五加科人参属植物西洋参的根（图2-82）。

【性味归经】味甘、微苦，性寒。入肺、胃、心、肾经。

【功　　用】益气养阴，清火生津。

　　1. 用于胃阴虚，胃脘痛、食欲缺乏。可配伍石斛、山药等同用。

　　2. 用于气阴不足，口干烦渴、气短乏力。可配伍麦冬、淡竹叶、粳米等同用。

【用法用量】煎汤，研末等。3 ~ 6g。

【注　　意】中阳衰微、胃有寒湿者忌服。

党参

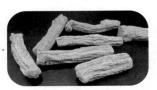

图2-83　党参

【来　　源】为桔梗科党参属植物党参、素花党参、川党参等的根（图2-83）。

【性味归经】味甘、性平。入脾、肺、心经。

【功　　用】健脾补肺，益气生津。

　　1. 用于气血亏虚所致腰酸痛、气短、心悸、失眠，自汗等。可与当归、山药、猪腰等同用。

　　2. 用于脾气不足，倦怠嗜睡，头面虚肿，食少便溏。可配合黄芪、鸡肉等同用。

【用法用量】煎汤等。6 ~ 15g。

【注　　意】实证、热证禁服；正虚邪实证，不宜单独应用。

黄芪

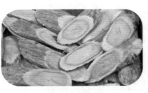

图2-84　黄芪

【来　　源】为豆科黄芪属植物膜荚黄芪和蒙古黄芪的根（图2-84）。

【性味归经】味甘，性微温。入脾、肺经。

【功　　用】补气升阳，固表止汗，利水消肿，托毒生肌。

　　1. 用于气虚自汗、体倦乏力、食少便溏及中气下陷、久泻脱肛、脏器脱垂等。可配人参、粳米等同用。

　　2. 用于久病体虚，气血不足。可与母鸡同用。

　　3. 用于气虚水湿失运，浮肿、小便不利。可配伍薏苡仁、赤小豆等同用。

【用法用量】煎汤等。10 ~ 15g。

【注　　意】表实邪盛，内有积滞，阴虚阳亢，疮疡阳证、实证，不宜使用。

甘草

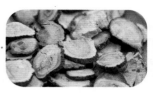

图2-85 甘草

【来　　源】为豆科甘草属植物甘草、胀果甘草或光果甘草的根
　　　　　　及根茎（图2-85）。

【性味归经】味甘，性平。入心、肺、脾、胃经。

【功　　用】补脾益气，清热解毒，缓急止痛，调和诸药。

　　　　　　1. 用于脾胃虚弱，食少纳呆。可配合人参、茯苓、白术等同用。

　　　　　　2. 用于热证咽喉肿痛。可与桔梗同用。

【用法用量】煎汤等。2~6g。

【注　　意】湿盛而脘腹胀满、呕吐者慎用。

山药

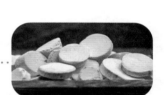

图2-86 山药

【来　　源】为薯蓣科薯蓣属植物薯蓣的块茎（图2-86）。

【性味归经】味甘，性平。入脾、肺、肾经。

【功　　用】补脾，养肺，固肾，益精。

　　　　　　1. 用于脾气虚弱，不思饮食。可单用或配伍白术、人参等同用。

　　　　　　2. 用于痰气喘急。可配伍甘蔗汁同用。

　　　　　　3. 用于脾肾虚弱所致体倦乏力、久痢腹泻、遗精、尿频。可配伍莲子、芡实
　　　　　　　 等同用。

【用法用量】煎汤，研末等。15~30g。

【注　　意】湿盛中满或有实邪、积滞者禁服。

粳米

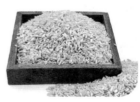

图2-87 粳米

【来　　源】为禾本科稻属植物稻（粳稻）的去壳种仁（图2-87）。

【性味归经】味甘，性平。入脾、胃、肺经。

【功　　用】补气健脾，除烦渴，止泻痢。

　　　　　　1. 用于脾胃虚弱，胃气不和，呕逆少食。本品常用作补气健脾药如人参、山
　　　　　　　 药、莲子等的辅助品。

　　　　　　2. 用于热伤胃阴，烦渴口干。可单用。

【用法用量】煎汤，煮食，研末等。9~30g。

糯米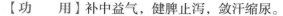

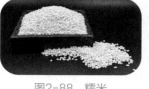

图2-88　糯米

【来　　源】为禾本科稻属植物糯稻的去壳种仁（图2-88）。

【性味归经】味甘，性温。入脾、胃、肺经。

【功　　用】补中益气，健脾止泻，敛汗缩尿。

　　　　　　1. 用于脾虚久泻、食少纳呆。可单用或炒黄用，或与山药、芡实、莲肉等同用。

　　　　　　2. 用于气虚自汗，老人小便频数。可与小麦麸同用。

【用法用量】煎汤，煮食，研末等。30～60g。

【注　　意】湿热痰火及脾滞者禁服，小儿不宜多食。

大枣

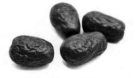

图2-89　大枣

【来　　源】为鼠李科枣属植物枣的果实（图2-89）。

【性味归经】味甘，性温。入心、脾、胃经。

【功　　用】补脾胃，益气血，安心神，调营卫，和药性。

　　　　　　1. 用于脾气虚弱，消瘦、倦怠乏力、便溏。可与山药同用。

　　　　　　2. 用于妇女脏躁，精神恍惚，烦躁难眠。可配伍甘草、小麦等同用。

【用法用量】煎汤等。9～15g。

【注　　意】湿盛苔腻、脘腹胀满者忌用。

牛肉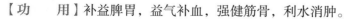

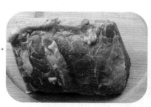

图2-90　牛肉

【来　　源】为牛科野牛属动物黄牛或水牛属动物水牛的肉（图2-90）。

【性味归经】黄牛肉味甘，性温；水牛肉味甘，性凉。入脾、胃经。

【功　　用】补益脾胃，益气补血，强健筋骨，利水消肿。

　　　　　　1. 用于脾胃气虚，少食泄泻、浮肿等。可单用本品或与赤小豆同用。

　　　　　　2. 用于脾胃虚寒，腹痛便溏。可与陈皮、砂仁、生姜等同用。

【用法用量】煎汤，煮食等。

【注　　意】牛自死、病死者，禁食其肉。

羊肉

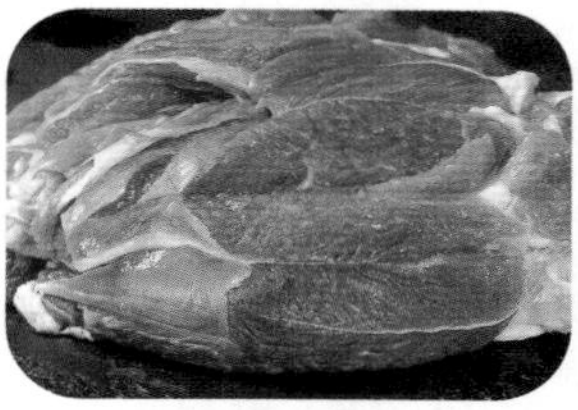

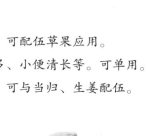

图2-91　羊肉

【来　　源】为牛科山羊属动物山羊或绵羊属动物绵羊的肉（图2-91）。

【性味归经】味甘，性热。入脾、胃、肾经。

【功　　用】温中暖肾，益气补虚。

  1. 用于脾胃虚寒，神疲乏力、食少腹泻、肢冷不温。可配伍草果应用。

  2. 用于肾阳亏虚，畏寒、阳痿、腰膝酸软、夜尿频多、小便清长等。可单用。

  3. 用于产后血虚有寒，腹中疼痛，或血虚经寒腹痛。可与当归、生姜配伍。

【用法用量】煎汤，煮食等。125～250g。

【注　　意】外感时邪或素体有热者不宜。

鸡肉

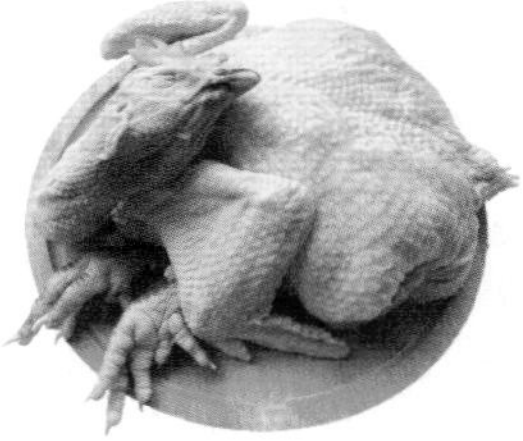

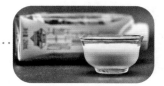

图2-92　鸡肉

【来　　源】为雉科雉属动物家鸡的肉（图2-92）。

【性味归经】味甘，性温。入脾、胃经。

【功　　用】益气温中，补精填髓。

  1. 用于气血不足，心悸眩晕或产后乳汁少。可与当归、大枣、花生等同用。

  2. 用于虚损羸瘦，久病不愈，或脾虚水肿。可单用本品。前者亦可配伍黄芪、当归等同用；后者可与赤小豆配伍。

【用法用量】煎汤，煮食等。

牛乳

图2-93　牛乳

【来　　源】为牛科野牛属动物母牛乳腺中分泌的乳汁（图2-93）。

【性味归经】味甘，性微寒。入心、肺、胃经。

【功　　用】补虚损，益肺胃，养血生津。

  1. 用于气血不足，头晕眼花、神疲乏力。可单用或配伍大枣、粳米等同用。

  2. 用于噎膈反胃。可与韭菜汁、生姜汁同用。

【用法用量】煮食等。

【注　　意】脾胃虚寒作泻、中有冷痰积饮者慎服。

阿胶

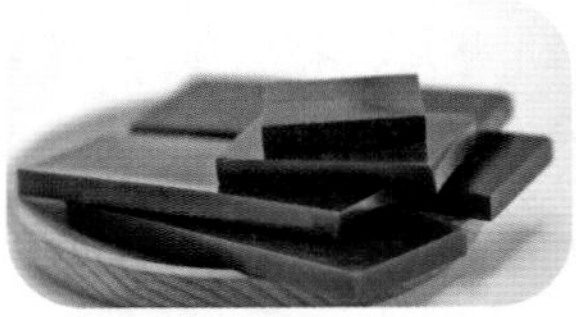

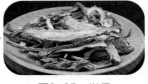

图2-94　阿胶

【来　　源】为马科驴属动物驴的去毛之皮经熬制而成的胶（图2-94）。

【性味归经】味甘，性平。入肝、肺、肾经。

【功　　用】补血止血，滋阴润燥。

  1. 用于血虚眩晕，心慌心悸。可单用或与猪肉等配伍。

  2. 用于咯血、衄血、吐血、尿血、便血、崩漏以及胎漏等，对阴虚、血虚所致出血尤为适宜。可单用或配伍人参同用。

  3. 用于老人体虚，大便秘结。可配伍连根葱白、蜂蜜同用。

  4. 用于阴虚干咳、咽痒久咳。可与杏仁、麦冬和枇杷叶等同用。

【用法用量】烊化等。5～10g。

【注　　意】脾胃虚弱，消化不良者慎服。

当归

图2-95　当归

【来　　源】为伞形科当归属植物当归的根（图2-95）。

【性味归经】味甘、辛、苦，性温。入肝、心、脾经。

【功　　用】补血活血，调经止痛，润肠通便。

  1. 用于血虚或血瘀所致的头痛、眩晕。可单用。

  2. 用于月经不调、痛经属血虚、血瘀。可配伍红花、丹参、糯米同用。

  3. 用于肠燥便难。可配合牛膝、肉苁蓉等同用。

【用法用量】煎汤等。6～12g。

【注　　意】湿盛中满，大便溏泻者忌用。

龙眼肉

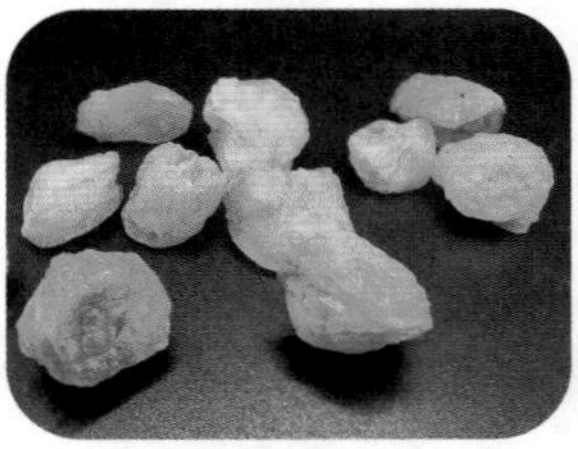

图2-96　龙眼肉

【来　　源】为无患子科龙眼属植物龙眼的假种皮（图2-96）。

【性味归经】味甘，性温。入心、脾经。

【功　　用】补心脾，益气血，安心神。

  1. 用于心脾两虚，气血亏损、心悸失眠、健忘等。可单用或配伍人参、大枣、芝麻等同用。

  2. 用于气血不足，面色萎黄、倦怠乏力或月经不调等。可单用。

【用法用量】煎汤，熬膏等。10～15g。

【注　　意】湿滞中满、痰火停饮者慎用。

灵芝

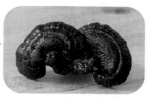

图2-97　灵芝

【来　　源】为多孔菌科灵芝属真菌灵芝或紫芝的子实体（图2-97）。

【性味归经】味甘，性平。入肺、心、脾经。

【功　　用】益气强壮，养心安神。

1. 用于失眠、咳嗽气喘。可单用浸酒。

2. 用于脾胃气虚，食欲缺乏、反胃腹泻。可配伍鸡肉同用。

【用法用量】煎汤，研末，浸酒等。10～15g。

桑椹子

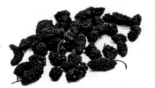

图2-98　桑椹子

【来　　源】为桑科桑属植物桑的干燥果穗（图2-98）。

【性味归经】味甘、酸，性寒。入心、肝、肾经。

【功　　用】滋阴养血，生津润燥。

1. 用于肝肾不足，阴血亏虚，失眠多梦、眩晕、耳鸣、耳聋、须发早白。可单用。

2. 用于津伤口渴或消渴。可用鲜品生食。

3. 用于血虚津亏，肠燥便秘。可配伍麻子仁、落花生等同用。

【用法用量】煎汤，熬膏，生食等。

【注　　意】脾胃虚寒便溏者禁服。

黑芝麻

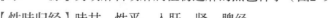

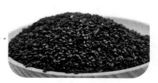

图2-99　黑芝麻

【来　　源】为胡麻科胡麻属植物芝麻的黑色种子（图2-99）。

【性味归经】味甘，性平。入肝、肾、脾经。

【功　　用】补益肝肾，养血益精，润燥滑肠。

1. 由于肝肾不足，须发早白、头晕耳鸣、腰膝酸软、大便坚闭。可配伍大枣、蜂蜜、桑椹子等应用。

2. 用于产后缺乳。可与落花生、猪蹄等同用。

3. 用于润肤、乌发。可单用或配伍胡桃仁、黑米同用。

【用法用量】制酱，研末等。9～15g。

【注　　意】便溏者慎服。

枸杞子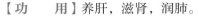

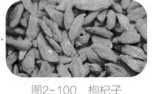

图2-100　枸杞子

【来　　源】为茄科枸杞属植物宁夏枸杞的果实（图2-100）。

【性味归经】味甘，性平。入肝、肾、肺经。

【功　　用】养肝，滋肾，润肺。

　　　1. 用于肝肾亏虚，视物昏花，腰膝酸软，耳鸣等。可单用冲泡代茶饮或配伍猪肝、菊花等同用。

　　　2. 用于虚劳咳嗽。可配伍猪肺等同用。

【用法用量】煎汤，煮食，开水泡等。5~15g。

【注　　意】脾虚便溏者慎服。

黄精

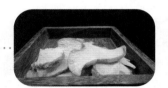

图2-101　黄精

【来　　源】为百合科黄精属植物黄精、多花黄精和滇黄精的根茎（图2-101）。

【性味归经】味甘，性平。入脾、肺、肾经。

【功　　用】养阴润肺，补脾益气，滋肾填精。

　　　1. 用于肺痨咳血，阴虚燥咳等。可单用或配伍猪肉同用。

　　　2. 用于脾胃虚弱，体倦乏力、食少纳呆。可配伍党参、山药、鸡肉等同用。

【用法用量】煎汤等。10~15g。

【注　　意】中寒泄泻，痰湿痞满气滞者禁服。

肉苁蓉

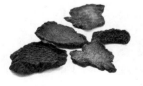

图2-102　肉苁蓉

【来　　源】为列当科肉苁蓉属植物肉苁蓉和管花肉苁蓉的肉质茎（图2-102）。

【性味归经】味甘、咸，性温。入肾、大肠经。

【功　　用】补肾阳，益精血，润肠道。

　　　1. 用于阳虚便秘及命门火衰，四肢不温，腰膝冷痛等。可配伍羊肉同用。

　　　2. 用于阳气亏虚，身体羸弱，滑精，宫冷不孕等。可配伍羊肉、鹿角胶等同用。

【用法用量】煎汤等。10~15g。

【注　　意】相火偏旺、大便滑泄、实热便结者禁服。

杜仲 ·····································

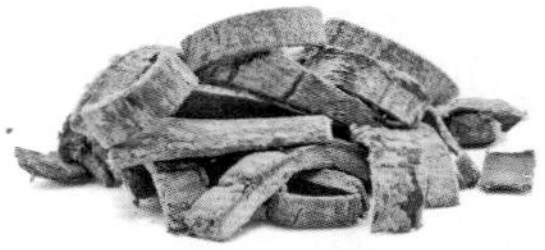

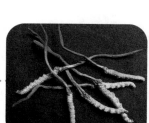

图2-103 杜仲

【来　　源】为杜仲科杜仲属植物杜仲的树皮（图2-103）。

【性味归经】味甘、微辛，性温。入肝、肾经。

【功　　用】补肝肾，强筋骨，安胎。

　　　　　　1. 用于肾虚腰痛。可配伍五味子同用。

　　　　　　2. 用于胎动不安。可配伍大枣、糯米汤等同用。

【用法用量】煎汤等。6～15g。

【注　　意】阴虚火旺者慎服。

冬虫夏草 ·····································

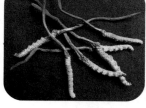

图2-104 冬虫夏草

【来　　源】为麦角菌科虫草属真菌冬虫夏草菌的子座及其寄主蝙蝠蛾科昆虫蝙蝠蛾等幼虫体（菌核）的复合体（图2-104）。

【性味归经】味甘，性温。入肺、肾经。

【功　　用】补肺固表，补肾益精。

　　　　　　1. 用于虚喘、痨嗽、咯血等。可配伍贝母、百合同用。

　　　　　　2. 用于肾虚阳痿、遗精、腰膝酸痛。可单用浸酒或配伍枸杞子、羊肉等同用。

　　　　　　3. 用于病后虚损。可配伍老雄鸭同用。

【用法用量】煎汤，浸酒等。5～10g。

【注　　意】有表邪者慎用。

胡桃仁 ·····································

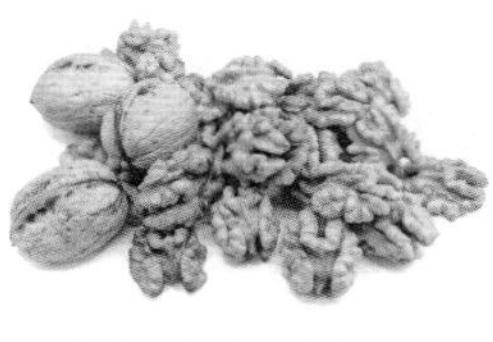

图2-105 胡桃仁

【来　　源】为胡桃科核桃属植物胡桃的种仁（图2-105）。

【性味归经】味甘、涩，性温。入肾、肝、肺经。

【功　　用】补肾固精，温肺定喘，润肠通便。

　　　　　　1. 用于肾虚腰痛，尿频遗尿，滑精带下等。可单用或配伍应用。

　　　　　　2. 用于肺肾亏虚，久嗽不止。可配伍人参、杏仁同用。

　　　　　　3. 用于肠燥便秘。可配伍蜂蜜应用。

　　　　　　4. 经常食用本品，有润肤、乌发、益智之效。

【用法用量】煎汤，煮食，研末等。9～15g。

【注　　意】痰水积热，阴虚火旺，大便溏泄者禁服。不可与浓茶同服。

海参

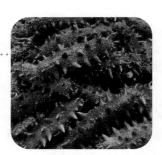

图2-106 海参

【来　　源】为刺参科刺参属动物刺参、绿刺参、花刺参（去内脏）的全体（图2-106）。

【性味归经】味甘、咸，性平。入肾、肺经。

【功　　用】补肾益精，养血润燥，止血。

1. 用于治疗肾虚阳痿、小便频数。可配伍羊肉同用。

2. 用于精血虚亏，消瘦乏力。可用配伍猪瘦肉同用。

3. 用于阴血虚亏，肠燥便结。可同木耳配伍。

4. 用于虚劳咳嗽、咯血。可配伍老鸭同用。

【用法用量】煎汤，煮食等。15～30g。

【注　　意】脾虚不运、外邪未尽者禁服。

北沙参

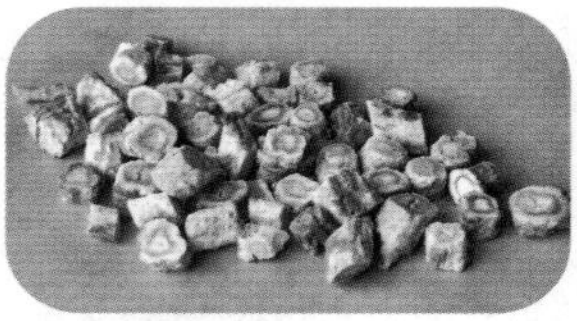

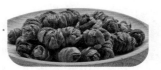

图2-107 北沙参

【来　　源】为伞形科珊瑚菜属植物北沙参的根（图2-107）。

【性味归经】味甘，性凉。入肺、胃经。

【功　　用】清肺养阴，益胃生津。

1. 用于阴虚内热，口燥咽干，饥不欲食，大便干结，舌光无苔。可与茯苓、猪脊骨同用。

2. 用于肺热燥咳。可配合生石膏、麦门冬、杏仁、甘草、鲜梨汁等应用。

【用法用量】煎汤等。5～10g。

【注　　意】风寒作嗽及肺胃虚寒者禁服。

石斛

图2-108 石斛

【来　　源】为兰科石斛属植物环草石斛、马鞭石斛、黄草石斛、铁皮石斛或金钗石斛的茎（图2-108）。

【性味归经】味甘，性微寒。入胃、肺、肾经。

【功　　用】益胃生津，滋阴清热。

1. 用于热病伤阴，胃阴不足的口干舌燥，内热消渴。可单用。

2. 用于肝肾阴虚的视物昏花，羞明流泪及复视、白内障、夜盲等。可与羊肝、枸杞同用。

【用法用量】煎汤等。干品6~15g，鲜品加倍。

【注　　意】虚而无火者忌用。

玉竹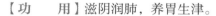

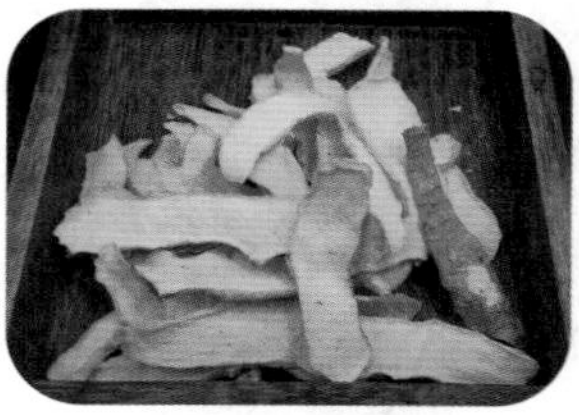

【来　　源】为百合科黄精属植物玉竹的根茎（图2-109）。

【性味归经】味甘，性平。入肺、胃经。

【功　　用】滋阴润肺，养胃生津。

　　　　　　 1. 用于热病伤阴、咽干咳嗽或秋冬肺燥干咳。可与麦冬、沙参、生甘草同用。

　　　　　　 2. 用于消渴或热病后期津伤、口干舌燥。可配伍粳米、冰糖应用。

【用法用量】煎汤等。6~12g。

【注　　意】痰湿气滞者禁服，脾虚便溏者慎服。

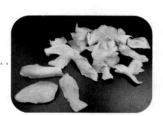

图2-109 玉竹

百合

【来　　源】为百合科百合属植物卷丹、百合、细叶百合等的鳞茎（图2-110）。

【性味归经】味甘、微苦，性微寒。入肺、心经。

【功　　用】养阴润肺，清心安神。

　　　　　　 1. 用于病后虚弱，干咳痨嗽。可与杏仁、粳米同用。

　　　　　　 2. 用于神经衰弱、心烦失眠。可配伍酸枣仁同用。

【用法用量】煎汤，煮食等。6~12g。

【注　　意】风寒咳嗽及中寒便溏者禁服。

图2-110 百合

鸡蛋

【来　　源】为雉科雉属动物家鸡的卵（图2-111）。

【性味归经】味甘，性平。入肺、脾、胃经。

【功　　用】滋阴润燥，养血安胎。

　　　　　　 1. 用于虚损羸瘦。可与羊肉同用。

　　　　　　 2. 用于妊娠胎动不安。可配伍阿胶同用。

　　　　　　 3. 用于赤白久痢，产后虚痢。可与醋、面同用。

【用法用量】煎汤，煮食等。1~3枚。

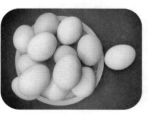

图2-111 鸡蛋

小麦 ········

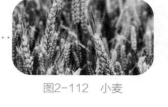

图2-112　小麦

【来　　源】为禾本科小麦属植物小麦的种子（图2-112）。

【性味归经】味甘，性微寒。入心、脾、肾经。

【功　　用】养心，除热，敛汗，止渴。

　　　　　　1. 用于心悸、怔忡不安、失眠、自汗盗汗。可配粳米、大枣同用。

　　　　　　2. 用于妇女脏躁，喜悲伤欲哭。可与大枣、甘草同用。

　　　　　　3. 用于脾胃气虚，大便溏泄。可炒黄单用。

【用法用量】煎汤，煮食，研末等。50～100g。

【注　　意】脾胃湿热者慎服。

银耳 ········

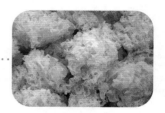

图2-113　银耳

【来　　源】为银耳科银耳属真菌银耳的子实体（图2-113）。

【性味归经】味甘、淡，性平。入肺、胃、肾经。

【功　　用】滋阴润肺，益胃生津。

　　　　　　1. 用于虚劳咳嗽、阴虚燥咳、痰中带血。可与冰糖同用。

　　　　　　2. 用于胃阴不足，口干思饮，大便秘结。可与猪肉配伍。

【用法用量】煎汤，煮食等。3～10g。

【注　　意】风寒咳嗽者及湿热酿痰致咳者禁用。

燕窝 ········

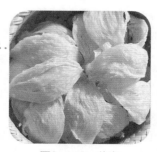

图2-114　燕窝

【来　　源】为雨燕科金丝燕属动物金丝燕的唾液与绒羽等混合
　　　　　　凝结所筑成的巢窝（图2-114）。

【性味归经】味甘，性平。入肺、胃、肾经。

【功　　用】养阴润燥，益气补中，化痰止咳。

　　　　　　1. 用于阴虚肺燥，干咳少痰、潮热盗汗、手足心
　　　　　　　热。可配伍银耳、冰糖应用。

　　　　　　2. 用于胃阴不足，噎膈反胃，呕吐少食。可与牛奶配伍。

【用法用量】煎汤，煮食等。5～10g。

【注　　意】肺胃虚寒，湿痰停滞及有表邪者忌用。

泥鳅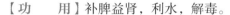

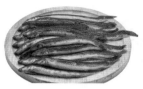

图2-115　泥鳅

【来　　源】为鳅科动物泥鳅、花鳅、大鳞泥鳅的全体（图2-115）。

【性味归经】味甘，性平。入脾、肝、肾经。

【功　　用】补脾益肾，利水，解毒。

　　　　　　1. 用于脾虚气弱，消瘦乏力。可与山药、大枣等同用。

　　　　　　2. 用于湿热黄疸、小便不利。可配伍豆腐同用。

【用法用量】煎汤，煮食等。

白鸭肉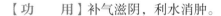

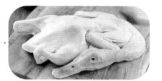

图2-116　白鸭肉

【来　　源】为鸭科鸭属动物家鸭的肉（图2-116）。

【性味归经】味甘、微咸，性平。入肺、脾、肾经。

【功　　用】补气滋阴，利水消肿。

　　　　　　1. 用于阴虚劳热、咳嗽咽干。可配伍天门冬同用。

　　　　　　2. 用于脾胃虚弱、水肿、小便不利。可与莲子、冬瓜、薏苡仁配伍。

【用法用量】煎汤，煮食等。

【注　　意】外感未清、脾虚便溏、肠风下血者禁用。

鳖肉

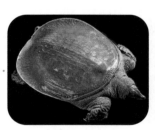

图2-117　鳖

【来　　源】为鳖科鳖属动物中华鳖或山瑞鳖的肉（图2-117）。

【性味归经】味甘，性平。入肝、肾经。

【功　　用】滋阴补肾，清退虚热。

　　　　　　1. 用于肝肾阴虚，腰酸、梦遗。可单用或与山药、粳米配合应用。

　　　　　　2. 用于骨蒸潮热。可配合地骨皮、生地黄、牡丹皮同用。

【用法用量】煎汤，煮食等。250～500g。

【注　　意】脾胃阳虚及孕妇慎服。

龟肉

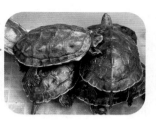

图2-118 龟

【来　　源】为龟科乌龟属动物乌龟的肉（图2-118）。

【性味归经】味甘、咸，性平。入肝、肾经。

【功　　用】益肾填精，滋阴补血。

  1. 用于老人小便多。可配伍地骨皮，小公鸡肉同用。

  2. 用于肾虚所致腰痛、筋骨疼痛。可与胡桃仁相配。

  3. 用于虚劳咯血、衄血、血痢、肠风便血等出血证。可单用。

【用法用量】煎汤，煮食等。0.5～1只。

03

第三章 CHAPTER

药膳制作实例

第一节
平和质适用药膳

芦笋炒胡萝卜

菜品介绍

芦笋炒胡萝卜是以芦笋、胡萝卜为食疗主材，有滋肝明目，清热生津，润肺止咳的作用。适合于平和质人群春季食用。

课前阅读

查阅芦笋和胡萝卜的相关资料，了解其食疗功用和在烹饪中的应用。

学习目的

1. 掌握芦笋和胡萝卜的食疗功用。

2. 掌握炒制类药膳的烹饪技法。

成品标准

味感特征：味道咸鲜，口味清淡。

质感特征：芦笋、木耳脆嫩。

成色要求：色彩鲜艳，芦笋翠绿。

原料

食材：芦笋150g、胡萝卜50g、水发木耳50g。

调料：生姜5g、大葱10g、大蒜10g、胡椒粉1g、
　　　食盐2g、淀粉5g、食用油20g、香油1g。

工艺流程

初加工 → 刀工处理 → 初步熟处理 → 炒制 → 装盘成菜

制作步骤

1. 初加工：芦笋和胡萝卜去皮清洗。

2. 刀工处理：芦笋切成4cm的段，胡萝卜切成菱形片，生姜切成菱形片，大葱切成"马耳朵"形状，大蒜切成片。

3. 初步熟处理：将芦笋、水发木耳和胡萝卜在沸水中焯熟，过冷水后沥干。

4. 炒制：锅中加食用油，放入生姜片、大蒜片、大葱炒香，放入沥干后的芦笋、木耳和胡萝卜，用食盐、胡椒粉、淀粉、香油兑成碗芡淋入锅中，翻炒均匀后起锅装盘。

制作关键问题及控制措施

1. 为了使成菜外形美观，切制菱形片时，要注意大小和形状的统一。

2. 焯水的时间不宜过长，以保证成菜的脆嫩口感。

3. 控制好调味芡汁中淀粉和水的比例。

课后讨论

1. 咸鲜味菜品的风格及特点。

2. 适合于春季的药膳原料选择。

品种拓展

在此基础上，可改芦笋为豆芽或菜心。

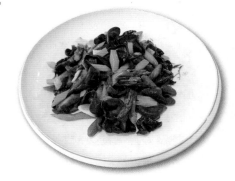

荷叶粥

菜品介绍

荷叶粥以荷叶为食疗主材，是一道经典的养生粥品，能解暑和中。适合于平和质人群夏季食用。

课前阅读

查阅荷叶的相关资料，了解原料的产地、风味、食疗功用和常见药膳成菜形式。

学习目的

1. 掌握荷叶的食疗功用。

2. 掌握药膳粥熬制的火候控制。

成品标准

味感特征：荷叶清香。

质感特征：质地浓稠。

成色要求：色泽黄绿。

原料

药材：荷叶 50g。

食材：粳米150g。

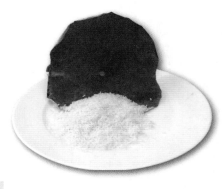

工艺流程

初加工 → 刀工处理 → 煎药汁 → 煮制 → 成品

制作步骤

1. 初加工：荷叶洗净，清水浸泡；粳米淘洗干净。

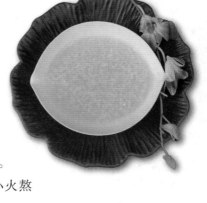

2. 刀工处理：将荷叶切成细丝。

3. 煎药汁：将荷叶丝放入锅中，加适量水煎取药汁。

4. 煮制：砂锅置火上，加入荷叶药汁，再放入粳米，大火烧沸后调至中小火继续煮40min，待米粒开花，粥变浓稠即可。

制作关键问题及控制措施

1. 最好使用鲜荷叶，相较于干荷叶其解暑的功用更好。

2. 控制好熬制的火候和时间，先大火烧沸后改用小火熬煮，并注意用勺子推搅锅底，防止煳锅。

课后讨论

1. 荷叶粥的其他制作方法。

2. 适合于夏季的药膳设计。

品种拓展

1. 根据需要，可酌情添加少量冰糖调味。

2. 在此基础上，可改粳米为糯米或小米，或改变烹制方法蒸制成荷叶饭。

百合拌八爪鱼

菜品介绍

百合拌八爪鱼以鲜品百合为食疗主材，是一道清淡爽口的凉菜。能滋阴养血，生津润肺。适合于平和质人群秋季食用。

课前阅读

查阅百合的相关资料，了解原料的产地、风味、食疗功用和常见药膳成菜形式。

学习目的

1. 掌握百合的食疗功用。

2. 掌握拌制类药膳的烹饪技法。

成品标准

味感特征：口味咸鲜。

质感特征：八爪鱼爽脆，百合脆嫩。

成色要求：色泽清雅。

原料

药材：鲜百合30g。

食材：八爪鱼200g、胡萝卜50g。

调料：生姜5g、大葱10g、料酒5g、食盐
2g、香油1g。

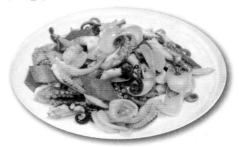

工艺流程

初加工 → 初步熟处理 → 刀工处理 → 拌制 → 装盘成菜

制作步骤

1. 初加工：八爪鱼洗净；鲜百合洗净，剥开成瓣；胡萝卜去皮，洗净。

2. 初步熟处理及刀工处理：沸水中加入姜、葱、料酒，放入八爪鱼焯水至熟，再放入冰
   水中置冷。将八爪鱼捞出沥干水分，去皮、去内脏，再切成片，胡萝卜切成菱形片，
   和鲜百合一起焯水，过冷水，沥干。

3. 拌制：将八爪鱼、鲜百合、胡萝卜放入容器中加入食盐、香油后拌匀，装盘即可。

制作关键问题及控制措施

1. 注意控制八爪鱼的焯水时间，焯水时间太短，八爪鱼不熟，而时间过长，八爪鱼则肉
   质老硬，难以咀嚼。

2. 八爪鱼的切制应有一定的厚度，才能保证爽脆的口感。

课后讨论

1. 百合相关药膳的设计。

2. 适合于秋季的药膳原料选择。

品种拓展

1. 在此基础上，可改八爪鱼为莴苣，成为素菜。

2. 可改变味型为蒜泥味。

羊骨粥

菜品介绍

羊骨粥取自于元代忽思慧所著的《饮膳正要》，以高良姜、陈皮、羊
骨为食疗主材，可温中健脾，补肾强筋。适合于平和质人群冬季食用。

课前阅读

查阅高良姜的相关资料，了解原料的产地、风味、食疗功用和常见药膳成菜形式。

学习目的

1. 掌握高良姜的食疗功用。

2. 掌握药膳粥制作的关键点。

成品标准

味感特征：口味咸鲜。

质感特征：质地黏稠，口感软烂。

成色要求：色泽乳白。

原料

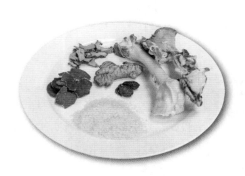

药材：陈皮6g、高良姜6g、草果2个。

食材：羊骨300g、粳米60g。

调料：生姜30g、食盐2g。

工艺流程

初加工 → 初步熟处理 → 刀工处理 → 煮制 → 成品

制作步骤

1. 初加工：羊骨洗净，捶破；陈皮、高良姜洗净，清水浸泡；粳米淘洗干净。

2. 初步熟处理及刀工处理：将羊骨在冷水中焯水，洗净沥干，再剁成块。生姜去皮切成厚片。

3. 煮制：将羊骨块放入锅内，加入高良姜、陈皮、草果、生姜、食盐，加水适量，置武火上烧沸，再用小火熬熟，滗出汤汁（去油）备用。砂锅置火上，加入羊骨汤1000g，再放入粳米，大火烧沸后改中小火继续煮40min，待米粒开花，粥变浓稠即可。

制作关键问题及控制措施

1. 羊骨去腥时，须使用冷水焯水。

2. 滗出汤汁时注意不要滗出羊骨或药材残滓，从而影响药粥的口感。

3. 控制好熬制的火候和时间，先大火烧沸后改用中小火熬煮，并注意用勺子推搅锅底，防止煳锅。

课后讨论

1. 陈皮和高良姜的食疗应用。

2. 适合与羊骨搭配的药食原料。

3. 冬季药膳原料的选择。

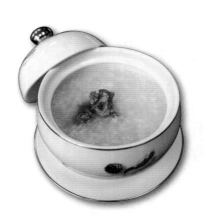

品种拓展

在此基础上，可改粳米为小米，或改羊骨为羊肉。

阳虚质适用药膳

当归生姜羊肉汤

菜品介绍

当归生姜羊肉汤取自于医圣张仲景所著的《金匮要略》，以羊肉、当归、生姜为食疗主材，是一道历史悠久的经典食疗汤菜。能温中补虚，祛寒止痛。

课前阅读

查阅当归和生姜的相关资料，了解原料的产地、风味、食疗功用和常见药膳成菜形式。

学习目的

1. 掌握羊肉、当归和生姜的食疗功用。

2. 掌握炖制类药膳的烹饪技法。

成品标准

味感特征：口味咸鲜，药味浓郁。

质感特征：羊肉软烂。

成色要求：色泽浅茶。

原料

药材：当归15g、枸杞2g。

食材：羊肉500g、白萝卜250g。

调料：生姜30g、大葱20g、胡椒粉1g、料酒
　　　10g、食盐8g。

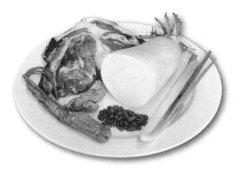

工艺流程

初加工 → 刀工处理 → 初步熟处理 → 炖制 → 装盘成菜

制作步骤

1. 初加工：羊肉洗净；白萝卜去皮，洗净；当归洗净，放入纱布袋内，扎紧袋口制成药包；枸杞洗净。

2. 刀工处理：羊肉切成块，白萝卜切成菱形块，生姜切成片，大葱切段。

3. 初步熟处理：羊肉块焯水去除血污后，洗净备用。

4. 炖制：砂锅置火上，加入适量水，放入羊肉块、生姜片、大葱段、药包大火烧沸后撇去表面浮沫，加入料酒去腥，再加入白萝卜，改小火炖至羊肉软熟，用食盐、胡椒粉

调味，最后放入枸杞，搅拌均匀后即成。

制作关键问题及控制措施

1. 当归须用纱布包裹，避免影响成菜的口感。

2. 枸杞的加入时机为起锅之前，避免过度加热导致其
鲜艳度下降。

课后讨论

1. 当归相关药膳的设计。

2. 炖、煮类药膳烹饪时间的控制。

品种拓展

1. 成菜可以汤锅形式呈现。

2. 在此基础上，烹调方法可改为烧制。

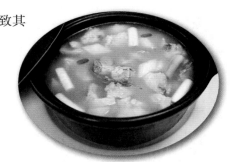

杜仲烧牛筋

菜品介绍

　　杜仲烧牛筋是以杜仲、牛筋为食疗主材，在家常菜红烧牛筋的基础上
改良而成。能补肝肾，强筋骨。

课前阅读

查阅杜仲的相关资料，了解原料的产地、风味、食疗功用和常见药膳成菜形式。

学习目的

1. 掌握杜仲的食疗功用。

2. 掌握烧制类药膳的烹饪技法。

成品标准

味感特征：咸鲜微辣，家常味型。

质感特征：牛筋软烂。

成色要求：色泽红亮。

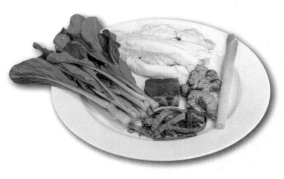

原料

药材：杜仲20g。

食材：牛筋500g、菜心200g、火腿50g。

调料：生姜50g、大葱50g、豆瓣酱10g、
　　　　胡椒粉1g、料酒10g、食盐8g、食用油30g。

工艺流程

初加工 → 初步熟处理 → 刀工处理 → 烧制 → 装盘成菜

制作步骤

1. 初加工：牛筋洗净；菜心洗净；杜仲洗净，放入纱布袋内，扎紧袋口制成药包。

2. 初步熟处理：牛筋焯水，洗净沥干备用。菜心焯水后过冷水，沥干备用。

3. 刀工处理：牛筋切段；火腿切成厚片；生姜切成厚片，大葱切成节；豆瓣酱剁细待用。

4. 烧制：锅中加食用油，油温六成热时下入豆瓣酱，炒出红色和香味后再加入姜、葱煸炒，待炒香后注入清水煮沸，将全部原料转移至砂锅中，放入药包、牛筋、火腿、料酒、胡椒、食盐5g，大火烧沸后改小火煨至牛筋八成熟时，拣去姜、葱、药包，再放入食盐3g，继续煨至牛筋熟烂。盘子用菜心围边，将烧好的牛筋放入盘子中央，火腿置于牛筋之上即成。

制作关键问题及控制措施

1. 牛筋用温水完全涨发，并多次清净，用冷水锅焯水以去除腥味和异味。

2. 控制好菜心的焯水时间，沸水焯至断生即可，不宜太久。

课后讨论

1. 杜仲的食疗应用。

2. 药膳食疗中"以形补形"原则的理解和应用。

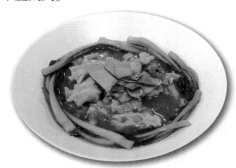

品种拓展

1. 在此基础上，可改牛筋为猪蹄。

2. 可去除豆瓣酱改变味型为咸鲜味。

苁蓉养元虾

菜品介绍

　　苁蓉养元虾以肉苁蓉为食疗主材，是一道炸制类菜品。能温补肾阳，养血益精。

课前阅读

查阅肉苁蓉的相关资料，了解原料的产地、风味、食疗功用和常见药膳成菜形式。

学习目的

1. 掌握肉苁蓉的食疗功用。

2. 掌握炸制类药膳的烹饪技法。

成品标准

味感特征：味道咸鲜。

质感特征：质地外脆里嫩。

成色要求：色泽金黄。

原料

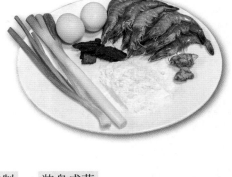

药材：肉苁蓉15g。

食材：虾300g、鸡蛋2个、面粉80g。

调料：小葱10g、大葱5g、生姜3g、食盐3g、酵
　　　母粉2g、料酒2g，食用油1000g（实际用
　　　油20g）。

工艺流程

初加工　→　煎药汁　→　刀工处理　→　搅拌　→　炸制　→　装盘成菜

制作步骤

1. 初加工：虾洗净，去壳、虾线；肉苁蓉洗净，清水浸泡。

2. 煎药汁：将肉苁蓉放入砂锅中，加适量水煎取药汁。

3. 刀工处理：虾肉剁成蓉。小葱切成葱花。

4. 烹制：鸡蛋磕入碗内搅散，生姜与大葱泡成姜葱水。将肉苁蓉药汁、姜葱水、鸡蛋
　　液、面粉、葱花、食盐1g、酵母粉拌成蛋粉糊，放置20min；将虾蓉加入料酒、食盐
　　2g腌制5min，拌入蛋粉糊中；将锅置于旺火上，加入食用油，待油烧至四成热，用
　　小汤匙将虾蓉舀下锅内炸至定型成熟，再放入六成热的油温中炸制色泽金黄，再出锅
　　装盘即成。

制作关键问题及控制措施

1. 虾肉一定要去除虾线。

2. 烹制过程中，初炸的温度不能过高，防止外焦而里不熟。

课后讨论

1. 肉苁蓉相关药膳品种设计。

2. 炸制的烹饪方法适用于哪些功
　　用的药膳？

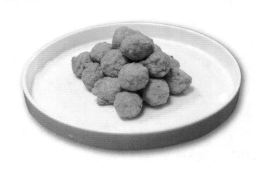

品种拓展

在此基础上，可改变虾为羊肉、
牛肉、鱼肉等。

千口一杯饮

菜品介绍

千口一杯饮以党参、熟地黄、龙眼肉等为食疗主材，是一道经典的食疗药酒。能温肾阳，强腰膝。

课前阅读

查阅龙眼肉的相关资料，了解原料的产地、风味、食疗功用和常见药膳成菜形式。

学习目的

1. 掌握龙眼肉的食疗功用。

2. 掌握药酒的热浸制作方法。

成品标准

味感特征：口感醇厚，药香浓郁。

成色要求：琥珀色泽。

原料

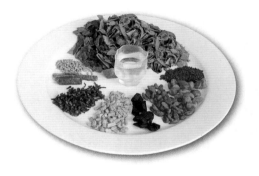

药材：党参15g、熟地黄15g、龙眼肉15g、枸杞15g、沙苑蒺藜9g、淫羊藿9g、丁香9g、远志（去心）3g、沉香3g。

食材：白酒（52%Vol）2500mL。

工艺流程

初加工　→　热浸　→　成品

制作步骤

1. 初加工：将所有药材去除杂质。

2. 制作：将上述药材放入玻璃酒罐内，加白酒（52%Vol）2500mL，放入蒸箱中隔水蒸煮30min后取出，然后置阴凉处一周后即成。

制作关键问题及控制措施

1. 药酒隔水蒸煮时，要注意观察酒量，控制火力，避免蒸干。

2. 药酒蒸好后，需置阴凉处一周。

课后讨论

1. 制作药酒时，如何选择酒的品种？

2. 热浸法制作药酒的注意事项。

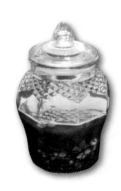

品种拓展

在此基础上，白酒可换成其他度数的高度白酒。

莲花肚

菜品介绍

莲花肚以肉桂、小茴香、莲肉为食疗主材，是一道传统的养生药膳。

能温中，健脾，止痛。

课前阅读

查阅肉桂和小茴香的相关资料，了解原料的产地、风味、食疗功用和常见药膳成菜形式。

学习目的

1. 掌握肉桂和小茴香的食疗功用。

2. 掌握蒸制类药膳的烹饪技法。

成品标准

味感特征：味道微甜，红枣风味突出。

质感特征：口感软糯。

原料

药材：肉桂3g、小茴香5g。

食材：猪肚1个（约500g）、莲肉15g、红枣10g、
　　　　糯米50g。

调料：生姜5g、大葱10g、料酒5g。

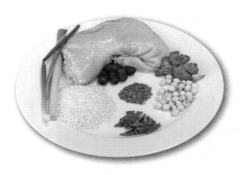

工艺流程

初加工 → 初步熟处理 → 填装 → 蒸制 → 装盘成菜

制作步骤

1. 初加工：猪肚去掉筋膜和多余油脂，洗净；红枣洗净去核；莲肉洗净，糯米淘洗干净，清水浸泡；肉桂、小茴香洗净，放入纱布袋内，扎紧袋口制成药包。

2. 初步熟处理：冷水中加入生姜、大葱、料酒，放入猪肚焯水。

3. 蒸制：将莲肉、红枣和糯米混匀，和药包一起装入猪肚中，再用棉线将猪肚外口扎紧，放入蒸箱中用旺火蒸1.5h至猪肚软熟即成，上桌时可将猪肚剖开食用。

制作关键问题及控制措施

1. 要将猪肚筋膜和多余的油脂去除干净。

2. 控制蒸制的火候和时间。

课后讨论

1. 猪肚的食疗应用。

2. 蒸制的烹饪方法适合于哪些功用的药膳？

品种拓展

在此基础上，可去除糯米，烹调方法改为炖。

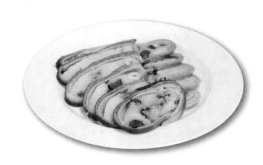

第三节
阴虚质适用药膳

珠玉二宝粥

菜品介绍

珠玉二宝粥为清代名医张锡纯所创，以山药、薏苡仁、柿霜为食疗主材，能滋阴补肺，健脾益胃。

课前阅读

查阅山药、薏苡仁的相关资料，了解原料的产地、风味、食疗功用和常见药膳成菜形式。

学习目的

1. 掌握山药、薏苡仁的食疗功用。

2. 掌握本菜品烹饪技法。

成品标准

味感特征：口感清甜。

质感特征：圆润爽滑。

成色要求：色泽微黄。

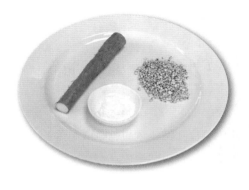

原料

药材：薏苡仁60g。

食材：鲜山药150g、柿霜25g。

工艺流程

初加工 → 刀工处理 → 煮制 → 成品

制作步骤

1. 初加工：薏苡仁洗净，清水浸泡约3h；鲜山药去皮，洗净备用。

2. 刀工处理：鲜山药切成丁。

3. 煮制：砂锅置火上，加入适量水，放入泡好的薏苡仁，大火烧沸后改中小火煮30min，再将鲜山药丁放入锅中继续煮20min，待薏苡仁熟烂后放入柿霜，搅匀即成。

制作关键问题及控制措施

1. 薏苡仁可生用或炒制后使用，功效侧重不同。

2. 薏苡仁应浸泡足够时间，否则不易煮熟烂，导致口感生硬。

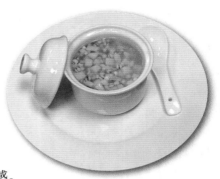

课后讨论

1. 薏苡仁煮制的时间与火候控制。

2. 药膳中甜味调味品的选择。

品种拓展

在此基础上，可在此粥中加入荸荠丁，增加脆爽口感。

川贝酿梨

菜品介绍

川贝酿梨以川贝母为食疗主材，是一道传统的鲜果类药膳。能润肺养阴，止咳化痰。

课前阅读

查阅川贝母、梨的相关资料，了解药材的品种、产地、风味、食疗功用和常见药膳成菜形式。

学习目的

1. 掌握川贝母、梨的食疗功用。

2. 掌握鲜果类药膳的烹饪技法。

成品标准

味感特征：滋味清甜，略微回苦。

质感特征：口感绵软。

成色要求：色泽美观。

原料

药材：川贝母3g、百合10g。

食材：雪梨3个（带柄，约250g/个）、糯米80g、蜜橘20g、蜜冬瓜20g。

调料：冰糖6g。

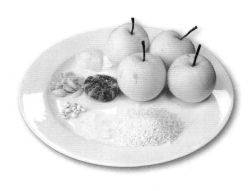

工艺流程

初加工 → 刀工处理 → 蒸制 → 装盘成菜

制作步骤

1. 初加工：雪梨、百合洗净；糯米淘洗干净，清水浸泡；川贝母洗净，清水浸泡。

2. 刀工处理：将雪梨去皮，在柄端约1/3处切下梨盖，挖出梨核；百合、蜜橘、蜜冬瓜切碎。

3. 蒸制：川贝母打成粉与百合碎、糯米放入蒸碗内，加入适量水搅拌均匀，放入蒸箱中旺火蒸30min至熟；再将蒸好的糯米饭与蜜饯碎、冰糖搅拌均匀，装入梨腔内，盖上梨盖，放入蒸箱中旺火蒸约20min即成。

制作关键问题及控制措施

1. 川贝母要打成粉，以保证食疗效果。

2. 蜜橘、蜜冬瓜甜味浓郁，冰糖的量可依据个人喜好添加或者不添加。

3. 控制好蒸制的火候和时间。

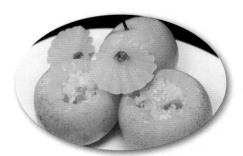

课后讨论

1. 川贝母相关药膳品种设计。

2. 梨的其他食疗用法。

品种拓展

在此基础上，可去除糯米，烹调方法改为炖煮。

木瓜炖雪蛤

菜品介绍

木瓜炖雪蛤以雪蛤油、牛奶为食疗主材，是一道传统的粤式甜品。能补肾益精，养阴润肺。

课前阅读

查阅雪蛤油、牛奶的相关资料，了解原料的产地、风味、食疗功用和常见药膳成菜形式。

学习目的

1. 掌握雪蛤油的食疗功用。

2. 掌握本菜品的烹饪技法。

成品标准

味感特征：滋味甘甜，木瓜香味突出。

质感特征：口感滑嫩。

成色要求：色泽鲜艳。

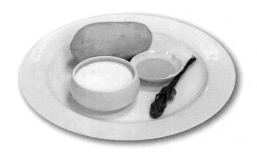

原料

药材：雪蛤20g。

食材：木瓜1个（约500g）、牛奶180g。

调料：蜂蜜10g。

工艺流程

初加工 → 刀工处理 → 初步熟处理 → 蒸制 → 装盘成菜

制作步骤

1. 初加工：雪蛤剥取雪蛤油，并将雪蛤油水发至透，洗净；木瓜洗净。

2. 刀工处理：在木瓜侧面切下部分木瓜肉，去籽。

3. 初步熟处理：将涨发好的雪蛤油放入清水中焯水去腥，沥干。

4. 蒸制：木瓜中倒入牛奶、蜂蜜，再放入雪蛤油，放入蒸箱中旺火蒸制40min即可。

制作关键问题及控制措施

1. 雪蛤油需用温水完全涨发。

2. 成熟木瓜质地较软，去籽时注意控制力
度，避免破损。

课后讨论

1. 雪蛤相关药膳品种设计。

2. 适合于阴虚体质人群调养的药膳原料。

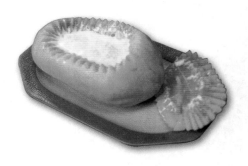

品种拓展

在此基础上，可改雪蛤油为燕窝。

养阴鲍鱼文昌鸡

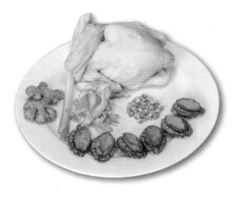

菜品介绍

养阴鲍鱼文昌鸡以沙参、玉竹为食疗主材，是一道焖制类药膳。能养阴润肺，益胃生津。

课前阅读

查阅沙参、玉竹的相关资料，了解原料的产地、风味、食疗功用和常见药膳成菜形式。

学习目的

1. 掌握沙参、玉竹的食疗功用。

2. 掌握制作本菜品的火候控制和烹饪技法。

成品标准

味感特征：口味咸鲜，酱香浓郁。

质感特征：鸡肉细嫩，鲍鱼富有弹性。

成色要求：色泽棕红。

原料

药材：沙参20g、玉竹30g。

食材：文昌鸡1只（约400g）、鲍鱼100g。

调料：生姜10g、大葱10g、蚝油5g、海鲜酱10g、料酒2g、食盐3g。

工艺流程

初加工 → 刀工处理 → 初步熟处理 → 焖制 → 装盘成菜

制作步骤

1. 初加工：文昌鸡去内脏，冲洗干净；鲍鱼去内脏，洗净；沙参、玉竹洗净，清水浸泡。

2. 刀工处理：文昌鸡剁成块；鲍鱼剞十字花刀；生姜切成指甲片，大葱切成段。

3. 初步熟处理：文昌鸡、鲍鱼焯水后冲洗干净。

4. 烹制：锅中加食用油，放入文昌鸡炒香，加入生姜片、大葱段、海鲜酱、蚝油炒香，再掺入鲜汤，加入食盐、生抽调味后煮沸，放入沙参和玉竹，焖制40min至鸡肉熟烂，接着放入鲍鱼再焖制15min即成。

制作关键问题及控制措施

1. 注意鲍鱼投放的时间，防止鲍鱼加热时间过长，肉质老硬不易咀嚼。

2. 控制好焖制的火候和时间。

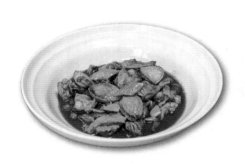

课后讨论

1.沙参相关药膳品种的设计。

2.焖制的烹饪方法适合于哪些功用的药膳?

品种拓展

在此基础上，可将文昌鸡换为乌骨鸡，烹饪方法改为炖。

双母蒸甲鱼

菜品介绍

双母蒸甲鱼以知母、川贝母和甲鱼为食疗主材，是一道蒸制类药膳。能滋阴降火，生津润燥。

课前阅读

查阅知母、甲鱼的相关资料，了解原料的产地、风味、食疗功用和常见药膳成菜形式。

学习目的

1.掌握知母的食疗功用。

2.掌握甲鱼蒸制的火候和时间控制。

成品标准

味感特征：咸鲜适口。

质感特征：肉质软糯。

成色要求：汤色清澈。

原料

药材：川贝母6g、知母6g、杏仁5g。

食材：甲鱼1只（约400g）。

调料：生姜10g、大葱10g、花椒5g、食盐3g、
　　　白砂糖1g、料酒3g。

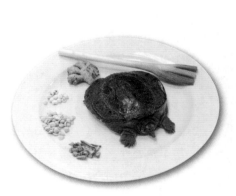

工艺流程

初加工 → 刀工处理 → 初步熟处理 → 蒸制 → 装盘成菜

制作步骤

1.初加工：甲鱼宰杀后放尽血水，放入热水中浸烫后捞出，剥去甲壳，去除内脏和肥油，剁去指甲，洗净；川贝母、知母、杏仁洗净，放入纱布袋内，扎紧袋口制成药包。

2. 刀工处理：将甲鱼剁成大块；生姜切成片，大葱切成段。

3. 初处熟处理：将甲鱼焯水后冲洗干净。

4. 蒸制：将甲鱼块与药包一起放入蒸碗内，加清水适量，再加入大葱段、生姜片、花
   椒、食盐、白砂糖、料酒等调料后，放入蒸箱中旺火蒸1h，取出药包和葱、姜即可。

制作关键问题及控制措施

1. 甲鱼宰杀时一定要用热水洗净和燀去老皮，内脏和肥油要掏干净。

2. 药材要装入纱布袋内，方便取出。

3. 控制好蒸制的火候和时间。

课后讨论

1. 适用于阴虚体质人群的药膳品种设计。

2. 本菜品在应用中的注意事项。

品种拓展

在此基础上，可将烹饪方法改为炖。

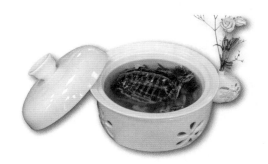

第四节

气虚质适用药膳

人参胡桃粥

菜品介绍

人参胡桃粥改良于宋代名著《济生方》中的人参胡桃汤，以人参、核桃仁为食疗主材，
能补肺肾，止喘咳。

课前阅读

查阅人参、核桃的相关资料，了解原料的产地、风味、食疗功用和常见药膳成菜形式。

学习目的

1. 掌握人参的食疗功用。

2. 掌握煮制药粥的火候控制。

成品标准

味感特征：口感微甜，参味浓郁。

质感特征：细腻黏稠。

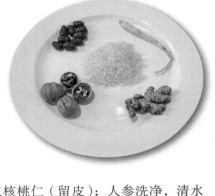

成色要求：色泽浅茶。

原料

药材：人参3g、大枣4枚、生姜5g。

食材：核桃仁30g、粳米100g。

工艺流程

初加工 → 刀工处理 → 煎药汁 → 煮制 → 成品

制作步骤

1. 初加工：粳米淘洗干净；红枣洗净；核桃去壳取核桃仁（留皮）；人参洗净，清水浸泡。

2. 刀工处理：人参切成薄片；生姜切成细丝。

3. 煎药汁：将切好的人参片放入碗中，加入适量水，再用保鲜膜封好碗口，放入蒸箱后旺火蒸30min，取药汁备用。

4. 烹制：砂锅置火上，加入适量水，放入粳米，大火烧沸后改小火煮至黏稠成粥。再放入核桃仁、红枣继续煮5min，起锅前放入生姜丝，再将人参药汁兑入其中，搅拌均匀即成。

制作关键问题及控制措施

1. 人参蒸取药汁的时间不宜过短，否则会影响人参有效成分的提取。

2. 注意预估人参药汁的含水量，控制好煮粥时加水的量。

3. 控制好煮制的火候和时间，先大火烧沸后改小火熬煮，并注意用勺子推搅锅底，防止糊锅。

课后讨论

1. 药膳中人参的处理方法。

2. 本药粥中加入生姜的意义。

品种拓展

在此基础上，可以加入坚果、果脯类食材，以提升口感。

参苓造化糕

菜品介绍

参苓造化糕以人参、茯苓为食疗主材，是一道经典养生小吃。能补气健脾，消食化积。

课前阅读

查阅茯苓的相关资料，了解原料的产地、风味、食疗功用和常见药膳成菜形式。

学习目的

1. 掌握茯苓的食疗功用。

2. 掌握糕点类药膳的烹饪技法。

成品标准

味感特征：药味浓郁、微带酸味。

质感特征：入口绵软。

成色要求：色泽微棕。

原料

药材：人参25g、莲子50g、茯苓50g、山药50g、
　　　芡实50g、薏苡仁50g、山楂40g、炒麦芽
　　　40g。

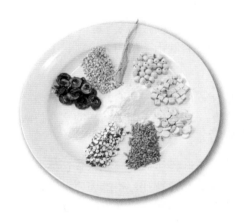

食材：米粉800g。

调料：白砂糖100g、酵母粉14g、泡打粉11g、食
　　　用油10g。

工艺流程

初加工 → 制药粉 → 发酵 → 成形 → 蒸制 → 成品

制作步骤

1. 初加工：将所有药材去除杂质。

2. 制药粉：将上述药材放入粉碎机中，打成药粉。

3. 发酵：将药粉、米粉、酵母粉、泡打粉和白砂糖放入容器中，加入适量水，搅拌均
　　匀，静置发酵30min。

4. 烹制：取盏盒洗净，在盏盒内涂上食用油，将发酵好的米糊置于盏盒内，装八成满左
　　右，放入蒸箱中旺火蒸15min即可。

制作关键问题及控制措施

1. 发酵时，各原料一定要搅拌均匀，否则
　　会影响成形效果。

2. 控制好蒸制的火候和时间。

课后讨论

1. 药材制粉适用于哪些种类的药膳？

2. 在制作过程中，使用酵母粉和泡打粉的注意事项有哪些？

品种拓展

可在此基础上，可改米粉为面粉，制成馒头类食品。

淮山干锅牛蛙

菜品介绍

　　淮山干锅牛蛙以山药为食疗主材，采用川菜干锅烹调方式制作的一道药膳。能补脾养肺，固肾益精。

课前阅读

查阅山药的相关资料，了解原料的产地、风味、食疗功用和常见药膳成菜形式。

学习目的

1. 掌握山药的食疗功用。

2. 掌握干锅类药膳的烹饪技法。

成品标准

味感特征：麻辣鲜香，葱姜蒜味浓郁。

质感特征：牛蛙肉质滑嫩，山药软糯适口。

成色要求：色泽红亮。

原料

药材：淮山药50g。

食材：牛蛙500g、洋葱100g、西芹100g、
　　　青椒50g、红椒50g。

调料：生姜10g、大葱20g、大蒜15g、
　　　干锅酱20g、豆瓣酱10g、酱油6g、
　　　红油20g、干淀粉10g、藤椒油10g、
　　　食盐6g、胡椒粉3g、料酒10g、味精2g、
　　　食用油1000g（实耗20g）。

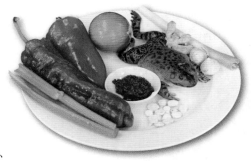

工艺流程

初加工 → 刀工处理 → 煎药汁 → 初步熟处理 → 炒制 → 装盘成菜

制作步骤

1. 初加工：牛蛙宰杀，剥去外皮、去内脏，洗净；洋葱、西芹、青椒和红椒洗净；淮山药洗净，清水浸泡。

2. 刀工处理：牛蛙剁成小块；洋葱、青椒、红椒切成小块，西芹切成菱形；生姜、大蒜切成指甲片，大葱切成丁。

3. 煎药汁：将山药放入砂锅中，加适量水煎取药汁。

4. 初步熟处理：牛蛙块中加入山药药汁、食盐2g、胡椒粉、料酒、干淀粉码味上浆，再

放入150℃油锅中，过油后捞出。

5. 炒制：锅中加食用油，加豆瓣酱、干锅酱小火煸炒，再加入生姜片、大蒜片、大葱丁略炒出味，然后加入洋葱、西芹、青椒、红椒炒至断生，再加入牛蛙，用食盐4g、味精、酱油调味，起锅前淋入藤椒油和红油即可。

制作关键问题及控制措施

1. 控制牛蛙过油的油温，时间不宜过长。

2. 注意豆瓣炒制的火候。

课后讨论

1. 山药煎汁的意义。

2. 肉类原料码味上浆的流程。

3. 干锅的烹饪方法适合于哪些功用的药膳？

品种拓展

1. 在此基础上，可改主料牛蛙为兔、鸡等。

2. 配料也可增加莴苣、茶树菇等。

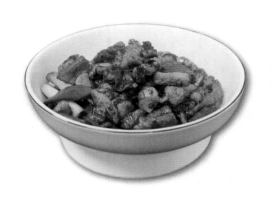

黄芪蒸鸡

菜品介绍

黄芪蒸鸡取自于清代美食家袁枚的《随园食单》，以黄芪为食疗主材。能益气升阳，养血补虚。

课前阅读

查阅黄芪的相关资料，了解原料的产地、风味、食疗功用和常见药膳成菜形式。

学习目的

1. 掌握黄芪的食疗功用。

2. 掌握蒸制鸡的火候和时间控制。

成品标准

味感特征：咸鲜适口，黄芪风味突出。

质感特征：鸡肉软烂适口。

成色要求：汤色清亮，色泽清爽。

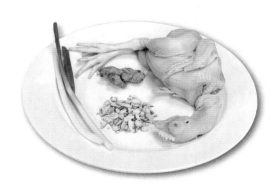

原料

药材：黄芪30g。

食材：嫩母鸡1只（约1000g）。

调料：大葱10g、生姜10g、食盐1g、料酒15g、胡椒粉2g。

工艺流程

初加工 → 刀工处理 → 初步熟处理 → 蒸制 → 装盘成菜

制作步骤

1. 初加工：嫩母鸡宰杀后去毛，去内脏，剁去爪尖，清水洗净；黄芪洗净，清水浸泡。

2. 刀工处理：大葱切成段，生姜切片。

3. 初步熟处理：将嫩母鸡放入沸水锅内焯至鸡皮伸展，再捞出用清水冲洗，沥干备用。

4. 烹制：将黄芪和嫩母鸡放入砂锅中，加入大葱段、生姜片、料酒、浸泡黄芪的水和适量水，盖上砂锅盖。放入蒸箱中旺火蒸1.5～2h至鸡肉熟烂。取出后揭开锅盖，拣去葱段、姜片，加入食盐、胡椒粉调味即成。

制作关键问题及控制措施

1. 嫩母鸡一定要去净内脏，漂洗干净血污，再用沸水焯水。

2. 控制好蒸制的火候和时间。

3. 精盐不宜过早加入，待鸡肉熟烂之后，再加入精盐定味且咸味不宜重。

课后讨论

1. 整鸡如何烹制才能保证汤的色泽清亮？

2. 蒸与小火炖、大火炖在成菜上的区别是什么？

3. 适用于气虚体质人群的药膳品种设计。

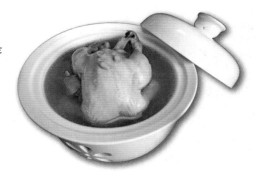

品种拓展

1. 在此基础上，可增加当归，制成归芪蒸鸡。

2. 嫩母鸡可改为乌骨鸡。

党参鲫鱼羊肉汤

菜品介绍

党参鲫鱼羊肉汤以党参、当归、黄芪为食疗主材，是一道传统药膳汤菜。能补气养血。

课前阅读

查阅党参、鲫鱼的相关资料，了解原料的产地、风味、食疗功用和常见药膳成菜形式。

学习目的

1. 掌握党参、鲫鱼的食疗功用。

2. 掌握本菜品的烹饪技法。

成品标准

味感特征：咸鲜适口，药香浓郁。

质感特征：羊肉软烂适口，鲫鱼入口即化。

成色要求：色泽乳黄，汤汁醇厚。

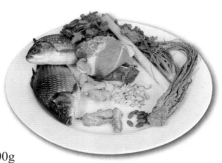

原料

药材：党参30g、当归5g、黄芪5g、枸杞3g。

食材：鲫鱼4条（约800g）、羊肉200g。

调料：大葱20g、生姜15g、花椒3g、香菜15g、
胡椒粉3g、食盐8g、料酒50g、食用油100g
（实耗10g）。

工艺流程

初加工 → 刀工处理 → 初步熟处理 → 炖制 → 装盘成菜

制作步骤

1. 初加工：鲫鱼宰杀后去内脏和鱼鳞，洗净；羊肉、香菜洗净；党参、当归、黄芪、枸杞洗净，清水浸泡。

2. 刀工处理：在鲫鱼两侧脊背肉厚处剞上一字花刀；羊肉切成片；生姜切厚片，大葱切成段；香菜切成段。

3. 初步熟处理：羊肉片焯水去除血污，洗净备用；锅中加入食用油，将鲫鱼煎至两面浅黄。

4. 炖制：砂锅置火上，加入适量水，放入羊肉、党参、当归、黄芪、花椒、生姜片、大葱段、料酒用旺火烧开后，撇去浮沫，改用小火煨炖约0.5h；再放入鲫鱼、胡椒粉，继续炖约0.5h至汤色奶白，最后放入枸杞炖约2min，食盐调味，撒上香菜段即成。

制作关键问题及控制措施

1. 注意羊肉的去膻处理，以减少成菜膻味。

2. 鲫鱼宰杀后要去净鳞、鳃、内脏和腹膜，煎制时注意控制火候。

3. 控制好炖制的火候和时间。羊肉先煨炖制0.5h后，再加入鲫鱼继续炖制。

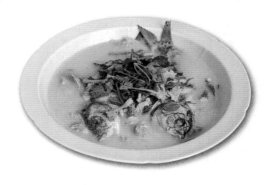

课后讨论

1. 羊肉有哪些去膻去腥的处理方法？

2. 敞口炖和密封炖对成菜的效果影响。

3. 党参相关药膳品种的设计。

品种拓展

1. 在此基础上，主料可改为鲤鱼、草鱼。

2. 党参也可换成其他补气类药材，如人参等。

第五节
血瘀质适用药膳

川芎马面鱼

菜品介绍

川芎马面鱼以川芎为食疗主材，是一道泡椒味的药膳。能活血行气，祛风止痛。

课前阅读

查阅川芎的相关资料，了解原料的产地、风味、食疗功用和常见药膳成菜形式。

学习目的

1. 掌握川芎的食疗功用。

2. 掌握炸收类药膳的烹饪技法。

成品标准

味感特征：酸辣回甜，微有药香。

质感特征：肉质外香酥，内滑嫩。

成色要求：色泽红亮。

原料

药材：川芎10g。

食材：马面鱼500g、西蓝花100g、香菜20g。

调料：生姜10g、大葱20g、大蒜15g、泡辣椒50g、胡椒粉3g、食盐6g、料酒10g、味精2g、酱油6g、淀粉10g、泡椒老油30g、藤椒油10g、食用油1000g（实耗20g）。

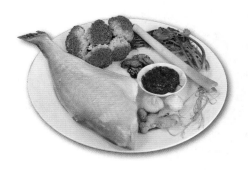

工艺流程

初加工 → 刀工处理 → 煎药汁 → 初步熟处理 → 烹制 → 装盘成菜

制作步骤

1. 初加工：马面鱼去内脏，洗净；西蓝花洗净备用；川芎洗净，清水浸泡。

2. 刀工处理：马面鱼剁成块，用大葱10g、生姜5g、料酒码味；西蓝花切成瓣；生姜5g、大蒜切成指甲片，大葱10g切成马耳葱。

3. 煎药汁：将川芎放入砂锅中，加适量水煎取药汁。

4. 初步熟处理：马面鱼用少许淀粉拌匀，然后在七成热的油锅中炸至表面微黄，捞出备用；沸水中加盐，将西蓝花焯水至断生，捞出入冷水凉凉，用少许食盐调味，围边。

5. 烹制：锅中加食用油，加入生姜片、大蒜片、葱炒出香味，放入泡辣椒炒出香味，掺入药汁和适量清水，加入炸好的马面鱼，放入精盐、味精、酱油调味，烧制入味后，勾少量薄芡，再淋入泡椒老油和藤椒油，起锅装盘，最后撒上香菜即成。

制作关键问题及控制措施

1. 川芎煎取药汁的时间应在15min以上。

2. 马面鱼炸制的时候，控制油温和时间，以紧皮为度，否则肉质偏老。

3. 控制各调料的使用比例，以保证成菜口感。

课后讨论

1. 川芎相关药膳品种的设计。

2. 马面鱼常见的烹饪方法有哪些？

品种拓展

在此基础上，可将主料换成带鱼、黄花鱼等。

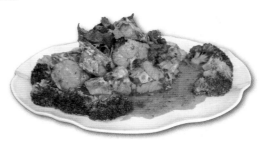

当归牛尾汤

菜品介绍

当归牛尾汤以当归、红花为食疗主材，是一道经典的食疗汤菜。能养血活血，补气健脾。

课前阅读

查阅红花的相关资料，了解原料的产地、风味、食疗功用和常见药膳成菜形式。

学习目的

1. 掌握红花的食疗功用。

2. 掌握炖制类药膳的火候控制和烹饪技法。

成品标准

味感特征：咸鲜味厚，当归药香突出。

质感特征：肉质酥软、汤汁醇厚。

成色要求：色泽微红。

原料

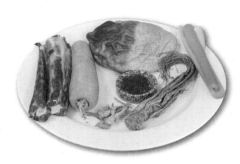

药材：当归15g、党参5g、红花1g。

食材：牛尾1250g、熟猪肚200g、广东胡萝卜100g、西芹100g。

调料：生姜15g、大葱20g、料酒50g、花椒6g、胡椒粉3g、食盐10g。

工艺流程

初加工 → 刀工处理 → 初步熟处理 → 炖制 → 装盘成菜

制作步骤

1. 初加工：牛尾刮去表面杂质，洗净；广东胡萝卜去皮，西芹去筋，洗净；当归、党参、红花洗净，清水浸泡。

2. 刀工处理：牛尾剁成段，放入清水中，漂去血污；熟猪肚改刀成条；西芹、广东胡萝卜也改刀成相应的条；生姜切片、大葱切成段。

3. 初步熟处理：牛尾段焯水去除血污，洗净备用。

4. 炖制：砂锅中放入清水，加入牛尾段，大火烧沸后撇去浮沫，再加入当归、党参、生姜片、大葱段、花椒、胡椒粉，改小火炖制1.5h后，加入猪肚，继续小火炖制1h，再加入广东胡萝卜、红花炖制10min，成菜前加入西芹，食盐调味即成。

制作关键问题及控制措施

1. 注意牛尾的去腥处理，以减少成菜膻味。

2. 注意食材、药材的投放顺序。精盐不宜过早加入。

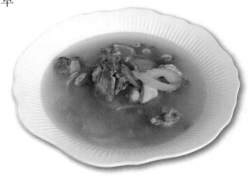

3. 控制好炖制的火候和时间。

课后讨论

1. 小火炖制对药膳作用的影响。

2. 花椒在本菜肴中的作用是什么？

品种拓展

在此基础上，可将主料改为猪尾或牛腩。

开胃南瓜球

菜品介绍

开胃南瓜球以山楂为食疗主材，是一道养生小吃。能健脾，消食，开胃。

课前阅读

查阅山楂的相关资料，了解原料的产地、风味、食疗功用和常见药膳成菜形式。

学习目的

1. 掌握山楂的食疗功用。

2. 掌握本菜品的烹饪技法。

成品标准

味感特征：酸甜适口，山楂风味浓郁。

质感特征：口感黏糯。

成色要求：色泽亮丽。

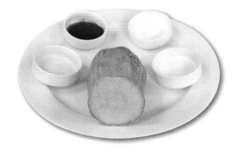

原料

食材：老南瓜100g、糯米粉80g、澄粉30g。

调料：山楂酱50g、白砂糖20g。

工艺流程

初加工 → 初步熟处理 → 调制面团 → 煮制 → 成品

制作步骤

1. 初加工：老南瓜去皮切成厚片。

2. 初步熟处理：老南瓜平铺蒸笼上，大火蒸熟后，装入纱布挤去多余水分，再放入盆中，搅拌成南瓜泥。

3. 调制面团：将澄粉、糯米粉、白砂糖放入南瓜泥中，加适量水和成面团，静置15min。

4. 煮制：将南瓜面团搓条，下成8g/个的剂子，搓成小球，放入水中煮熟，捞出沥干，装入小碗中。最后将山楂酱淋在煮熟的南瓜球上即成。

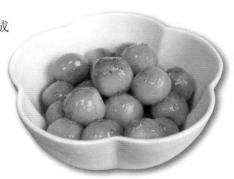

制作关键问题及控制措施

1. 南瓜片蒸熟后，须挤去多余水分，否则南瓜面团会过于稀软，不易成形。

2. 控制南瓜球煮制的火候，保持水沸而不腾。

课后讨论

1. 糯米粉、澄粉在南瓜球制作中的作用是什么？

2. 山楂相关药膳品种的设计。

品种拓展

在此基础上，主料可改为胡萝卜或紫薯、山药，从而改变成品的色泽和口感。

丹参里脊

菜品介绍

丹参里脊以丹参为食疗主材，是一道炸制类药膳菜品。能活血祛瘀，安神除烦。

课前阅读

查阅丹参的相关资料，了解原料的产地、风味、食疗功用和常见药膳成菜形式。

学习目的

1. 掌握丹参的食疗功用。

2. 掌握炸制类药膳的烹饪技法。

成品标准

味感特征：酸甜适口，香味浓郁。

质感特征：外酥里嫩。

成色要求：色泽亮丽。

原料

药材：丹参9g。

食材：猪里脊肉300g、玉兰片15g、胡萝卜15g、鸡蛋1个、面包糠200g。

调料：大葱20g、生姜15g、食盐5g、料酒15g、白砂糖15g、白醋10g、淀粉25g、番茄酱25g、鲜汤200g、食用油1000g（实耗50g）。

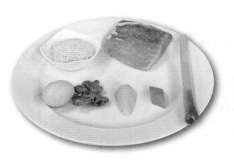

工艺流程

初加工 → 刀工处理 → 煎药汁 → 炸制 → 挂汁 → 装盘成菜

制作步骤

1. 初加工：猪里脊肉洗净血污；玉兰片、胡萝卜去皮洗净；丹参洗净，清水浸泡。

2. 刀工处理：猪里脊肉横切成片；玉兰片、胡萝卜切丁；大葱切节、生姜切片。

3. 煎药汁：将丹参放入砂锅中，加适量水煎取药汁。

4. 烹制：将猪里脊肉片用大葱节、生姜片、料酒、药汁、食盐2g码味，再打入鸡蛋清，加入淀粉，搅拌均匀后裹上面包糠，投入七成油温锅中炸制成熟捞出，待油温重新回升，再次投入肉片重油炸成金黄色，捞出装盘。炒锅内加油，放入玉兰丁、胡萝卜丁煸炒后，再加入番茄酱、白砂糖、白醋、食盐3g搅拌均匀，掺入适量鲜汤，淀粉加清水勾芡，浇在炸好的里脊片上即成。

制作关键问题及控制措施

1. 丹参煎取药汁的时间应在15min以上。

2. 炸制时油温的控制，需要炸制两次，达到外酥里嫩的口感。

3. 注意茄汁各原料的调配比例，把握好酸甜度。

课后讨论

1. 丹参相关药膳品种的设计。

2. 茄汁的调制有哪些地域差异？

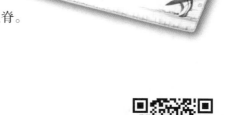

品种拓展

1. 在此基础上，可将主料里脊肉换为鸡脯肉或牛里脊。

2. 可用水果围边，减少油腻感，并提升营养价值。

补益延龄露

菜品介绍

补益延龄露由经典药方"四物汤"加减改良而成，以熟地黄、当归、红曲等为食疗主材，能补血调血。

课前阅读

查阅红曲、熟地黄相关资料，了解其食疗功用和常见药膳成菜形式。

学习目的

1. 掌握红曲的食疗功用。

2. 掌握药酒的冷浸制作方法。

成品标准

味感特征：口感醇厚，药香浓郁。

成色要求：玫红色泽。

原料

药材：红曲30g、熟地黄10g、白芍10g、当归10g、
　　　茯苓10g、白术6g、川芎6g、人参6g，炙
　　　甘草3g、木香3g、白蔻仁3g、砂仁3g，
　　　丁香5g，玫瑰花6g。

食材：白砂糖500g、白酒（52%Vol）2500mL。

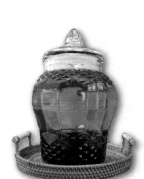

工艺流程

初加工　→　冷浸　→　成品

制作步骤

1. 初加工：所有药材筛去杂质。

2. 制作：将所有药材、红曲和白砂糖放入酒罐内，加白酒（52%Vol）2500mL，搅拌均
　　匀后，置阴凉避光处一周后即成。

制作关键问题及控制措施

1. 红曲应使用药曲而非色曲。

2. 药酒浸泡时应注意避光。

课后讨论

1. 红曲在本药酒中的作用。

2. 冷浸法制作药酒的注意事项。

品种拓展

1. 在此基础上，白酒可换成其他度数的高度白酒。

2. 可改白砂糖为冰糖。

------ 第六节 ------

湿热质适用药膳

泥鳅炖豆腐

菜品介绍

　　泥鳅炖豆腐以泥鳅为食疗主材，是一道现代食疗药膳。能清热、利
湿、退黄。

课前阅读

查阅泥鳅的相关资料，了解其食疗功用和在烹饪中的应用。

学习目的

1. 熟悉泥鳅的食疗功用。

2. 掌握本菜品的烹饪技法。

成品标准

味感特征：咸鲜适口。

质感特征：鱼肉软嫩。

成色要求：色泽奶白。

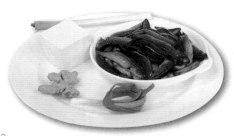

原料

食材：泥鳅500g、豆腐250g。

调料：生姜15g、大葱30g、小葱10g、食盐12g、
味精3g、料酒15g、胡椒粉2g、食用油50g。

工艺流程

初加工 → 刀工处理 → 初步熟处理 → 炖制 → 装盘成菜

制作步骤

1. 初加工：泥鳅宰杀后去鳃和内脏，洗净后放入食盐5g、料酒、大葱节、生姜片腌制
   5min；豆腐稍加漂洗。

2. 刀工处理：豆腐切成块；大葱切成节，生姜切成片，小葱切成葱花。

3. 初步熟处理：锅内放水，大火烧沸后加精盐2g，再放入豆腐，焯水后沥干。

4. 烹制：炒锅置旺火上，加入食用油，放入泥鳅稍煎至表面微微上色，再放入剩余大葱
   节、生姜片、料酒，然后加入适量水至鱼身淹没，放入豆腐，大火烧沸后改中火炖至
   成熟，加入食盐5g、胡椒粉、味精调味，最后撒上葱花即成。

制作关键问题及控制措施

1. 泥鳅洗净后码味，以除去腥味。

2. 泥鳅煎制时的油温不宜过高，时间不宜太
   长，否则影响菜品外观。

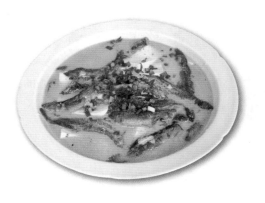

课后讨论

1. 豆腐类药膳的适用人群。

2. 猪油、植物油对菜肴的不同影响。

品种拓展

1. 在此基础上，可改烹饪方法为烩。

2. 可将主料改为田螺。

仙遗绿豆排骨汤

菜品介绍

　　仙遗绿豆排骨汤以土茯苓、绿豆为食疗主材，是一道传统养生药膳。能清热除湿，通利关节。

课前阅读

查阅土茯苓、绿豆的相关资料，了解其食疗功用和在烹饪中的应用。

学习目的

1. 掌握土茯苓、绿豆的食疗功用。

2. 掌握炖制类药膳的火候控制和烹饪技法。

成品标准

味感特征：咸鲜适口，略有药香。

质感特征：排骨软烂，绿豆绵密，汤汁稠厚。

成色要求：色泽微黄。

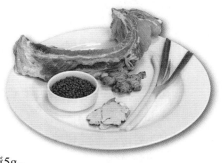

原料

药材：土茯苓10g。

食材：猪排骨500g、绿豆100g。

调料：生姜10g、大葱20g、料酒15g、食盐5g、味精5g。

工艺流程

初加工 → 刀工处理 → 初步熟处理 → 炖制 → 装盘成菜

制作步骤

1. 初加工：排骨洗净血污；绿豆洗净，清水浸泡5h；土茯苓洗净，清水浸泡。

2. 刀工处理：排骨剁成段；生姜切成片，大葱切成段。

3. 初步熟处理：排骨焯水去除血污后洗净备用。

4. 炖制：砂锅置火上，加入适量水，放入排骨、土茯苓、大葱段、生姜片、料酒，大火烧沸后撇去浮沫，改小火炖制1h，再放入泡好的绿豆，继续小火炖0.5h，拣去葱段、姜片，加入食盐、味精调味后即成。

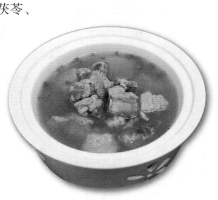

制作关键问题及控制措施

1. 绿豆要提前浸泡，以缩短炖煮时间。

2. 控制好炖制的火候和时间。

3. 精盐和味精不宜过早加入，在起锅前加入定味即可。

课后讨论

1. 绿豆汤的不同煮制方法对其食疗功用的影响。

2. 适用于湿热体质人群的药膳设计。

品种拓展

在此基础上，可改绿豆为苦瓜。

瑶柱烩冬瓜

菜品介绍

瑶柱烩冬瓜以冬瓜为食疗主材，是一道现代的药膳菜品。能清热利湿。

课前阅读

查阅冬瓜、瑶柱的相关资料，了解其食疗功用和在烹饪中的应用。

学习目的

1. 掌握冬瓜、瑶柱的食疗功用。

2. 掌握烩制类药膳的烹饪技法。

成品标准

味感特征：咸鲜适口。

质感特征：瑶柱滑嫩，冬瓜绵软。

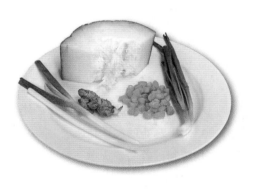

成色要求：色泽乳白。

原料

食材：瑶柱200g、冬瓜500g。

调料：生姜10g、大葱15g、小葱5g、料酒15g、
　　　淀粉5g、食盐3g、鸡汤500g。

工艺流程

初加工 → 刀工处理 → 初步熟处理 → 煎汁 → 烩制 → 装盘成菜

制作步骤

1. 初加工：瑶柱洗净，温水浸泡后去除杂质和海沙；冬瓜去皮，并取瓤备用。

2. 刀工处理：冬瓜切成片；大葱切成段，小葱切成葱花，生姜切成片。

3. 初步熟处理：瑶柱放入碗中，加入水、大葱段、生姜片、料酒5g，隔水蒸30min，取出备用。

4. 煎冬瓜瓤汁：砂锅置火上，加入鸡汤，放入冬瓜瓤煮20min，去瓤留汁。

5. 烩制：砂锅置火上，加入冬瓜瓤汁、瑶柱、料酒10g用大火烧沸，放入冬瓜片，改小火烩10min至冬瓜软熟，水淀粉勾芡，食盐调味，最后撒上葱花即成。

制作关键问题及控制措施

1. 冬瓜瓤不能丢弃，煎取汁液用于菜品的制作。

2. 控制好烩制的火候和时间。

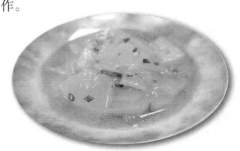

课后讨论

1. 炖和烩的区别是什么？

2. 冬瓜相关药膳品种的设计。

品种拓展

在此基础上，可改冬瓜为丝瓜。

夏桑菊栀茶

菜品介绍

　　夏桑菊栀茶以夏枯草、桑叶、野菊花、栀子为食疗主材，是一道养生食疗茶。能清热利湿，清肝明目。

课前阅读

　　查阅夏枯草、桑叶、野菊花、栀子的相关资料，了解原料的产地、风味、食疗功用和常见药膳成菜形式。

学习目的

1. 掌握野菊花、栀子的食疗功用。

2. 掌握药茶的制作技法。

成品标准

味感特征：药香突出，略带苦味。

质感特征：汤色清澈。

成色要求：琥珀色泽。

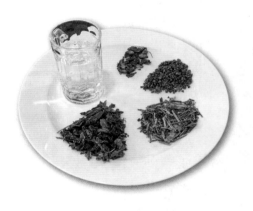

原料

药材：夏枯草5g、桑叶5g、野菊花5g、栀子5g。

工艺流程

 初加工 → 泡制 → 成品

制作步骤

1. 初加工：所有药材洗净，装入茶包袋中。

2. 泡制：容器内放入茶包袋，加适量开水，泡制10min即成。

制作关键问题及控制措施

1. 泡制药茶的水宜用开水。

2. 控制好药材的浸泡时间。

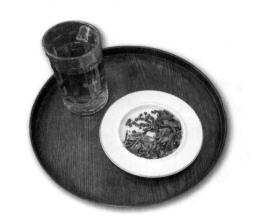

课后讨论

1. 药茶的饮用时间。

2. 夏桑菊栀茶工业化生产的可行性。

品种拓展

在此基础上，可增加粳米制成药粥。

雪羹汤

药品介绍

雪羹汤取自清代《绛雪园古方选注》，是一道经典药食同源药膳方，以海蜇、荸荠为食疗主材。能清热利湿，润肺化痰。

课前阅读

查阅海蜇、荸荠的相关资料，了解原料的产地、风味、食疗功用和常见药膳成菜形式。

学习目的

1. 掌握海蜇、荸荠的食疗功用。

2. 掌握本菜品的烹饪技法。

成品标准

味感特征：清香适口，口感微咸。

质感特征：丝滑脆爽。

成色要求：色泽清雅。

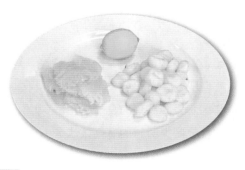

原料

食材：海蜇200g、荸荠100g、柠檬2g。

工艺流程

初加工 → 刀工处理 → 煮制 → 装盘成菜

制作步骤

1. 初加工：海蜇洗净，浸泡以去除杂质和盐分；荸荠去皮，洗净；柠檬洗净。

2. 刀工处理：荸荠切成片；柠檬取皮，切成细丝。

3. 煮制：砂锅置火上，加入适量水，放入海蜇后大火烧沸，加入荸荠片，改小火继续煮10min至海蜇溶化，最后放入柠檬丝即可。

制作关键问题及控制措施

1. 海蜇自带咸味，注意要充分洗净、浸泡以去除多余盐分。

2. 控制煮制的火候和时间。

课后讨论

荸荠相关药膳品种的设计。

品种拓展

在此基础上，可改荸荠为莲藕。

第七节

痰湿质适用药膳

藿香鲫鱼

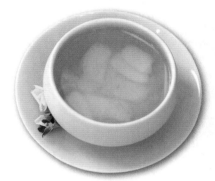

菜品介绍

藿香鲫鱼以藿香、茯苓、香薷、厚朴为食疗主材，是在同名的经典川菜的基础上改良而成。能健脾利湿，和中开胃。

课前阅读

查阅藿香、鲫鱼的相关资料，了解原料的产地、风味、食疗功用和常见药膳成菜形式。

学习目的

1. 掌握藿香、鲫鱼的食疗功用。

2. 掌握烧制类药膳的烹饪技法。

成品标准

味感特征：藿香风味突出。

质感特征：鱼肉鲜嫩。

成色要求：色泽红亮。

原料

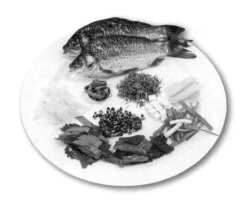

药材：藿香50g、茯苓15g、香薷5g、厚朴5g。

食材：鲫鱼2条（约600g）。

调料：泡辣椒30g、泡姜蒜30g、花椒3g、小葱
20g、料酒20g、醋5g、酱油3g、食盐1g、
淀粉20g、食用油1000g（实耗20g）。

工艺流程

初加工 → 刀工处理 → 初步熟处理 → 煎药汁 → 烧制 → 装盘成菜

制作步骤

1. 初加工：鲫鱼宰杀后去内脏，洗净；藿香洗净；香薷、厚朴、茯苓洗净，清水浸泡。

2. 刀工处理：在鲫鱼身两侧各斜划3～5刀，刀口深3mm左右；泡辣椒去籽切段，泡姜
蒜切成片，小葱切成段；藿香切段。

3. 初步熟处理：将鲫鱼在五成热的油锅中煎至两面微黄，捞出备用。

4. 煎药汁：将香薷、厚朴、茯苓放入砂锅中，加适量水煎取药汁。

5. 烹制：炒锅中加入食用油，放入泡辣椒段、泡姜蒜片、花椒和葱段，爆香之后，加入
药汁、料酒、醋、酱油和食盐大火煮沸，再放入一半的藿香煮软，然后将鲫鱼放入
锅内，大火煮沸后改小火焖烧5min。将烧熟的鱼盛出，锅里剩下的汤汁煮沸后加入
水淀粉勾芡，将剩下的一半藿香倒入沸腾的汤汁中搅拌均匀，淋在盛出的鱼的表面
即成。

制作关键问题及控制措施

1. 煎制鲫鱼的时候控制油温和时间，煎至两面金黄即可。

2. 控制好芡汁的浓稠度，过浓过稀都会影响成菜效果。

3. 藿香应分成两次加入，使菜品既有浓郁的藿香风
味，又有碧绿点缀。

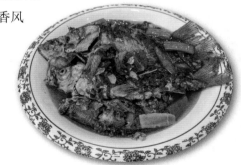

课后讨论

1. 藿香鲫鱼的菜式风格及特点。

2. 鲫鱼和其他鱼类的品质特征有什么区别？

品种拓展

在此基础上，可改主料为草鱼、河虾等。

除湿南瓜羹

菜品介绍

　　除湿南瓜羹以薏苡仁、白扁豆为食疗主材，是一道现代养生甜品。能健脾化湿，和中消暑。

课前阅读

查阅白扁豆的相关资料，了解原料的产地、风味、食疗功用和常见药膳成菜形式。

学习目的

1. 掌握白扁豆的食疗功用。

2. 掌握羹类药膳的烹饪技法。

成品标准

味感特征：清甜可口。

质感特征：汤汁浓稠，口感软糯。

成色要求：羹汤橙黄，薏苡仁洁白。

原料

药材：薏苡仁100g、白扁豆50g。

食材：南瓜500g。

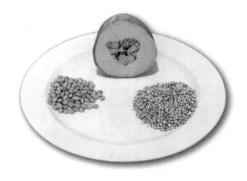

工艺流程

初加工　→　刀工处理　→　煮制　→　成品

制作步骤

1. 初加工：白扁豆、薏苡仁淘洗干净，清水浸泡，其中薏苡仁浸泡时间为3h；南瓜削掉外皮，挖去瓜瓤。

2. 刀工处理：南瓜切成块。

3. 煮制：砂锅中放入清水，大火烧沸后，放入泡好的白扁豆、薏苡仁，大火煮沸后改中小火煮30min，再将南瓜块放入锅中继续煮20min，至薏苡仁熟烂、粥汁浓稠即成。

制作关键问题及控制措施

1. 薏苡仁要浸泡足够时间，否则不易煮至熟烂，导致口感生硬。

2. 控制好煮制的火候和时间，先大火烧沸后改小火熬煮，并注意用勺子推搅锅底，防止煳锅。

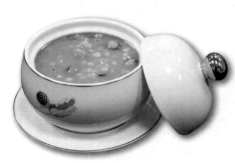

课后讨论

1. 白扁豆相关药膳品种的设计。

2. 粥和羹的区别和联系。

品种拓展

1. 在此基础上，可加入粳米制成扁豆薏苡仁南瓜粥。

2. 可改白扁豆为红豆或黑豆。

陈皮回锅肉

菜品介绍

陈皮回锅肉以陈皮为食疗主材，是在川菜回锅肉的基础上改良而成。能健脾理气，燥湿和胃。

课前阅读

查阅陈皮的相关资料，了解原料的产地、风味、食疗功用和常见药膳成菜形式。

学习目的

1. 掌握陈皮的食疗功用。

2. 掌握熟炒类药膳的烹饪技法。

成品标准

味感特征：豆瓣味浓郁，略有陈皮香味。

质感特征：口感滋润。

成色要求：色泽棕红。

原料

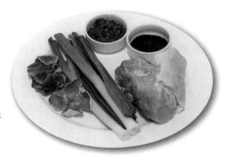

药材：陈皮15g。

食材：猪后腿肉200g、水发牛肝菌50g、蒜苗50g。

调料：豆瓣酱20g、甜酱10g、酱油10g、白砂糖5g、食盐1g、鸡精2g、食用油30g。

工艺流程

初加工 → 初步熟处理 → 刀工处理 → 炒制 → 装盘成菜

制作步骤

1. 初加工：将陈皮、牛肝菌分别洗净，热水泡发备用；猪后腿肉洗净血污；蒜苗洗净。

2. 初步熟处理：将猪后腿肉与陈皮共煮断生，捞出备用。

3. 刀工处理：将猪腿肉切成薄片，蒜苗切成马耳朵，郫县豆瓣酱剁细备用。

3. 炒制：锅内加入食用油，烧至五成热，加入猪腿肉略炒，再放精盐炒至出油，待肉片呈"灯盏窝形"，放入豆瓣酱炒香并上色，再加入甜酱、白砂糖、食盐、鸡精炒出香味，加入酱油，最后放入陈皮、牛肝菌和蒜苗炒至断生装盘即成。

制作关键问题及控制措施

1. 控制好猪腿肉煮制的火候和时间，以刚熟为度，肉片不宜切太厚。

2. 控制好阶段火候，炒至肉片呈"灯盏窝形"即可加入豆瓣酱。

3. 调味时要考虑豆瓣酱和酱油的咸度，控制好精盐的
用量。

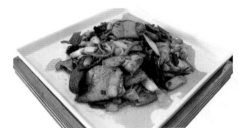

课后讨论

1. 本菜品中陈皮药效加入的途径。

2. 适合于痰湿体质的药膳品种设计。

品种拓展

在此基础上，可改变猪后腿肉为牛肉或鸡肉。

薏仁抄手

菜品介绍

薏仁抄手以薏苡仁为食疗主材，是在普通抄手的基础上改良而成。能健脾利湿，舒筋除痹。

课前阅读

查阅薏苡仁的相关资料，了解原料的产地、风味、食疗功用和常见药膳成菜形式。

学习目的

1. 掌握薏苡仁的食疗功用。

2. 掌握抄手的制作方法。

成品标准

味感特征：咸鲜可口。

质感特征：抄手皮薄馅嫩，薏苡仁软烂。

成色要求：汤色清亮。

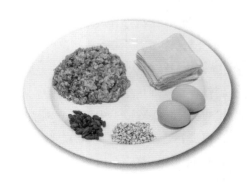

原料

药材：薏苡仁30g、枸杞5g。

食材：猪绞肉150g、鸡蛋1个、抄手皮20张。

调料：生姜5g、大葱10g、料酒2g、胡椒粉1.5g、味精5g、食盐5g、芝麻油5g、鲜汤1000g。

工艺流程

初加工 → 初步熟处理 → 制馅 → 成形 → 定碗 → 熟制 → 成品

制作步骤

1. 初加工：薏苡仁洗净；生姜、大葱拍破，放入容器内，加入清水搅拌制成姜葱水；枸杞洗净，清水浸泡。

2. 初步熟处理：薏苡仁放入碗内，加入900g鲜汤放入蒸箱，旺火蒸制至薏苡仁软烂开花备用。

3. 制馅：猪绞肉加鸡蛋液30g、食盐2g、味精1g、胡椒粉0.5g和料酒2g搅拌均匀，再加入姜葱水适量用力搅打至肉黏稠起胶，然后分次加入100g鲜汤搅打至肉松散，最后加芝麻油5g搅拌均匀即成。

4. 成形：取抄手皮放入馅心后对叠成三角形，再将左右两角尖向中折叠黏合成菱角形即成抄手坯。

5. 定碗：将食盐3g、胡椒粉1g、味精4g和带汤薏苡仁均匀分于10个碗内。

6. 熟制：锅内加水烧沸后下抄手生坯，煮至抄手皮发亮起皱，捞出置于已定味碗中，最后点缀枸杞即成。

制作关键问题及控制措施

1. 薏苡仁蒸制要保证足够时间，达到软烂开花的程度。

2. 馅心的搅打要注意方法，并控制好鲜汤的加入量。

3. 控制好抄手煮制的火候和时间，抄手皮发亮起皱即可。

课后讨论

1. 薏苡抄手对比四川名小吃龙抄手的做法有何区别？

2. 药膳中薏苡仁的处理方法。

品种拓展

在此基础上，可改变味型为红油味。

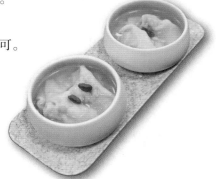

橘红糕

菜品介绍

橘红糕以橘红为主要食疗主材，是一道传统的养生药膳。能燥湿化痰，理气宽中。

课前阅读

查阅橘红的相关资料，了解原料的产地、风味、食疗功用和常见药膳成菜形式。

学习目的

1. 掌握橘红的食疗功用。

2. 掌握本菜品的烹饪技法。

成品标准

味感特征：清甜微苦。

质感特征：糯而不黏、入口松软耐嚼。

成色要求：色泽糯白。

原料

药材：橘红50g。

食材：粘米粉500g。

调料：白砂糖200g、食用油10g。

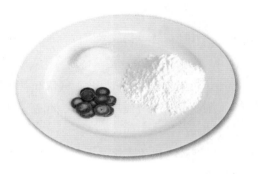

工艺流程

初加工 → 制药粉 → 成形 → 蒸制 → 成品

制作步骤

1. 初加工：橘红洗净，烘干。

2. 制药粉：将橘红研为细末，与白砂糖混匀备用。

3. 成形：将粘米粉放入盆内，加热水调匀，待稍微冷却后揉匀成团。把米粉团搓条，下成20g/个的剂子，按扁，做成中间厚，边缘薄的米粉皮，中间加适量橘红白糖粉，包捏成圆球，随后放入已经涂抹好食用油的模具中，按压成形。

4. 蒸制：将成形的橘红糕，放入蒸箱中旺火蒸制15min后装盘即成。

制作关键问题及控制措施

1. 控制米粉团调制时水的温度和用量。

2. 注意成形时的手法和力度，避免破损。

3. 控制好蒸制的火候和时间。

课后讨论

1. 苏式南浔的菜式风格及其特点。

2. 橘红相关药膳品种的设计。

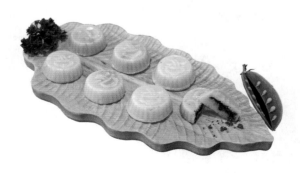

品种拓展

可在此基础上，可改白砂糖为红糖。

—— 第八节 ——
气郁质适用药膳

香橙芦荟

菜品介绍

香橙芦荟以橙为食疗主材，是一道酸甜爽口的养生凉菜。能理气养颜，清热通便。

课前阅读

查阅橙、芦荟叶的相关资料，了解原料的产地、风味、食疗功用和常见药膳成菜形式。

学习目的

1. 掌握橙的食疗功用。

2. 掌握芦荟叶的处理方法。

成品标准

味感特征：酸甜清爽，层次分明。

质感特征：芦荟鲜嫩。

成色要求：色泽艳丽。

原料

食材：鲜橙150g、柠檬100g、芦荟叶50g。

调料：蜂蜜50g。

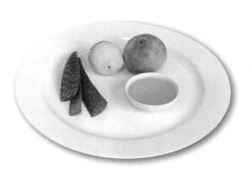

工艺流程

初加工 → 刀工处理 → 烹制 → 装盘成菜

制作步骤

1. 初加工：芦荟叶洗净，去皮；柠檬、鲜橙洗净，榨汁备用。

2. 刀工处理：芦荟叶切成条。

3. 烹制：将柠檬汁、鲜橙汁、蜂蜜搅匀，调制成甜酸味汁。将芦荟条投入沸水中焯水，沥干后浸渍在调味汁中，放置在冰箱中冰镇10min装盘即成。

制作关键问题及控制措施

1. 芦荟叶须选择可食用芦荟，如库拉索芦荟等的叶片，肉质厚者为佳。

2. 控制好芦荟叶焯水的时间，断生即可。

3. 注意调制甜酸味汁时各原料的比例。

课后讨论

1. 橙相关药膳品种的设计。

2. 适合于气郁体质人群的药膳品种设计。

品种拓展

1. 在此基础上，可增加鲜薄荷。

2. 可改蜂蜜为白砂糖。

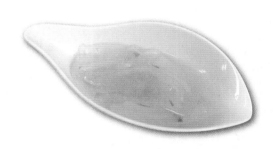

砂仁肚条

菜品介绍

砂仁肚条以砂仁、猪肚为食疗主材，是一道烧制类药膳。能行气宽中，化湿开胃。

课前阅读

查阅砂仁的相关资料，了解原料的产地、风味、食疗功用和常见药膳成菜形式。

学习目的

1. 掌握砂仁的食疗功用。

2. 掌握芳香类药材在药膳中的运用方法。

成品标准

味感特征：咸鲜浓郁。

质感特征：肚条柔软有嚼劲。

成色要求：色泽清爽。

原料

药材：砂仁10g。

食材：猪肚1个（约500g）、莴苣头100g。

调料：生姜10g、大葱10g、大蒜50g、花椒3g、
　　　料酒10g、胡椒粉1g、食盐2g。

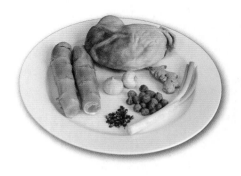

工艺流程

初加工 → 初步熟处理 → 刀工处理 → 烧制 → 装盘成菜

制作步骤

1. 初加工：猪肚去掉筋膜和多余油脂，洗净；莴苣头去皮，洗净；砂仁洗净。

2. 初步熟处理：冷水中加入生姜5g、大葱5g、料酒5g，放入猪肚焯水。锅置火上，加入
   适量水，放猪肚、生姜5g、大葱5g、花椒、料酒5g，沸后去浮沫，煮至九成熟，将猪

肚捞出沥干。

3. 刀工处理：猪肚切成条；莴苣头切成条。

4. 烧制：锅置火上，加适量原汤，放入猪肚、莴苣、砂仁、食盐、料酒5g、胡椒粉，大火煮沸后调至中小火煮至猪肚软糯，勾芡即成。

制作关键问题及控制措施

1. 猪肚要将筋膜和多余的油脂去除干净。

2. 砂仁加入时机要控制好，不要过早加入，否则会影响药膳的食疗功用。

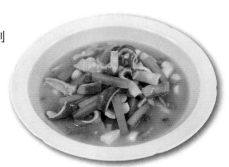

课后讨论

1. 药用砂仁和作为调味品的砂仁有什么区别？

2. 猪肚类菜品在烹饪过程中的注意事项有哪些？

品种拓展

在此基础上，可加入胡萝卜、山药等。

菊萱舒肝汤

菜品介绍

菊萱舒肝汤以黄花菜、鸡肝为食疗主材，是一道现代药膳汤菜。能宽胸解郁，清热平肝。

课前阅读

查阅菊花、黄花菜、鸡肝的相关资料，了解原料的产地、风味、食疗功用和常见药膳成菜形式。

学习目的

1. 掌握黄花菜的食疗功用。

2. 掌握炖制类药膳的烹饪技法。

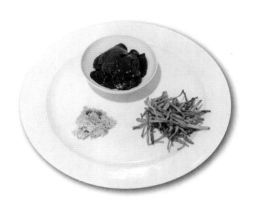

成品标准

味感特征：咸鲜为主，有菊花清香。

质感特征：鸡肝细嫩，口感微沙。

成色要求：汤色微黄清澈。

原料

药材：菊花5g。

食材：干黄花菜20g、鸡肝200g。

调料：食盐2g、料酒5g。

工艺流程

初加工 → 刀工处理 → 初步熟处理 → 烹制 → 装盘成菜

制作步骤

1. 初加工：干黄花菜洗净，水发备用；鸡肝洗净血污；菊花洗净，清水浸泡。

2. 刀工处理：鸡肝切成薄片。

3. 初步熟处理：将发好的黄花菜和鸡肝沸水焯水，沥干备用。

4. 烹制：将锅置火上，加入适量水，放入菊花和焯过水的黄花菜稍煮，再放入鸡肝、料酒，大火烧沸后撇去浮沫，改小火煮至鸡肝成熟，加食盐调味即成。

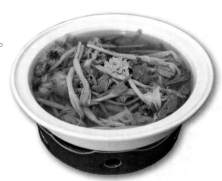

制作关键问题及控制措施

1. 黄花菜须焯水减毒。

2. 控制好煮制的火候和时间，待鸡肝变白无血色即可。

3. 烹制时注意原料和调料入锅的先后顺序。

课后讨论

1. 鸡肝在本菜肴中的意义。

2. 花类食材对菜肴成品效果的影响。

品种拓展

在此基础上，可改变烹饪方法为炒。

玫瑰调经茶

菜品介绍

玫瑰调经茶以玫瑰花、陈皮为食疗主材，是一道现代药茶。能理气活血，调经止痛。

课前阅读

查阅玫瑰花、陈皮的相关资料，了解原料的产地、风味、食疗功用和常见药膳成菜形式。

学习目的

1. 掌握玫瑰花的食疗功用。

2. 掌握药茶的制作技法。

成品标准

味感特征：玫瑰清香，略带酸味。

质感特征：汤色清澈。

成色要求：色泽棕红。

原料

药材：山楂5g、陈皮5g。

食材：玫瑰花15g、红茶15g。

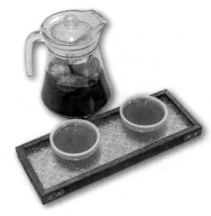

工艺流程

初加工 → 泡制 → 成品

制作步骤

1.初加工：山楂、陈皮洗净。将红茶和陈皮放入茶包袋中。

2.泡制：容器内放入茶包袋，加适量开水，浸泡20min后，捞出茶包，加入山楂、玫瑰
   花再浸泡10min即成。

制作关键问题及控制措施

1.泡制药茶的水宜用开水。

2.控制好药材的浸泡时间。

课后讨论

1.本药茶方的配伍原理。

2.如果需要调味，本药茶适合添加哪些调味品？

品种拓展

在此基础上，可改变玫瑰花为佛手。

萝卜丝饼

菜品介绍

　　萝卜丝饼以白萝卜、茯苓为食疗主材，是在江苏风味小吃萝卜丝饼的
基础上改良而成。能健脾理气，消食开胃。

课前阅读

查阅白萝卜的相关资料，了解原料的产地、风味、食疗功用和常见药膳成菜形式。

学习目的

1.掌握白萝卜的食疗功用。

2. 掌握饼类药膳的烹饪技法。

成品标准

味感特征：咸鲜味美。

质感特征：外酥里软。

成色要求：色泽金黄。

原料

药材：茯苓10g。

食材：白萝卜300g、猪绞肉300g、面粉500g。

调料：小葱30g、食盐5g、胡椒粉2g、料酒5g、
　　　　香油10g、食用油20g。

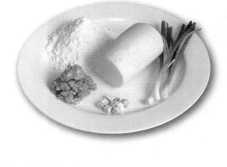

工艺流程

初加工 → 刀工处理 → 制药粉 → 制馅 → 成形 → 熟制 → 成品

制作步骤

1. 初加工：白萝卜去皮，洗净；茯苓去除杂质。

2. 刀工处理：白萝卜擦丝备用；小葱切成葱花。

3. 制药粉：茯苓研为细末。

4. 制馅：锅中加食用油，待油温七成热时下猪绞肉炒至五成熟，加入料酒、再加入白萝
　　卜丝炒至断生，再加入小葱、胡椒粉、食盐、香油搅匀调制成馅。

5. 成形：将面粉放入盆内，加入茯苓粉搅拌均匀，加适量水后揉成稍软面团，夹馅包成
　　馅饼。

6. 熟制：平底锅置火上，烧热后加入食用油，放入馅饼烙至两面金黄即成。

制作关键问题及控制措施

1. 茯苓的粉末一定要细，否则会影响
　　口感。

2. 控制好烙饼的火候和时间。

课后讨论

1. 萝卜饼的菜式风格及其特点。

2. 药膳中茯苓的处理方法。

品种拓展

在此基础上，可改烙饼为饺子或包子。

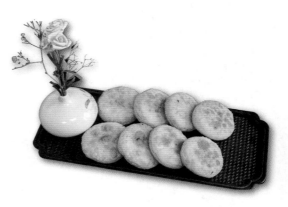

第九节
特禀质适用药膳

灵芝黄芪乌鸡汤

菜品介绍

灵芝黄芪乌鸡汤以黄芪、灵芝为食疗主材，是一道传统炖制类汤菜。能补脾益肺，补气安神。

课前阅读

查阅灵芝、黄芪、乌鸡的相关资料，了解原料的产地、风味、食疗功用和常见药膳成菜形式。

学习目的

1. 掌握灵芝的食疗功用。

2. 掌握炖制类药膳的烹饪技法。

成品标准

味感特征：口感香醇，略有苦味。

质感特征：乌鸡软烂。

成色要求：色泽棕黄。

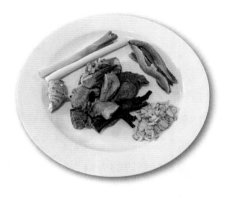

原料

药材：黄芪20g、灵芝10g。

食材：乌骨鸡1只（约500g）。

调料：生姜20g、大葱20g、料酒10g、食盐10g。

工艺流程

初加工 → 刀工处理 → 初步熟处理 → 炖制 → 装盘成菜

制作步骤

1. 初加工：将乌骨鸡内脏掏尽，剁去爪尖，冲洗干净；黄芪、灵芝洗净，清水浸泡。

2. 刀工处理：将乌骨鸡剁成块；生姜拍破，大葱切成段。

3. 初步熟处理：乌骨鸡块放入冷水中焯水，洗净备用。

4. 炖制：砂锅中置火上，加入适量水，放入乌骨鸡块、灵芝、黄芪、生姜、大葱段、料酒，大火烧沸后撇去浮沫，改小火炖至鸡肉软熟，最后加入食盐调味即成。

制作关键问题及控制措施

1. 控制好炖制的火候和时间。

2. 精盐不宜过早加入，待乌骨鸡炖熟之后，
   再加入食盐定味。

课后讨论

1. 乌骨鸡与土鸡在食疗功用上的异同。

2. 灵芝相关药膳品种的设计。

品种拓展

在此基础上，可改乌骨鸡为土鸡。

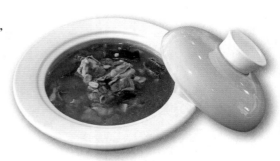

浮小麦山药汤

菜品介绍

浮小麦山药汤以浮小麦、山药为食疗主材，是一道传统药膳。能健脾、益气、敛汗。

课前阅读

查阅浮小麦的相关资料，了解原料的产地、风味、食疗功用和常见药膳成菜形式。

学习目的

1. 掌握浮小麦的食疗功用。

2. 掌握本菜品的烹饪技法。

成品标准

味感特征：清甜适口。

成色要求：色泽微黄。

原料

药材：浮小麦30g、山药30g。

调料：白砂糖20g。

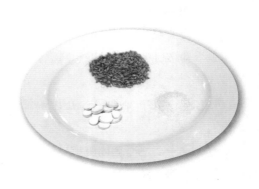

工艺流程

初加工 → 煮制 → 装盘成菜

制作步骤

1. 初加工：浮小麦、山药洗净，放入纱布袋内，扎紧袋口制成药包。

2. 煮制：砂锅置火上，加入适量清水，放入药包，大火烧沸后调成小火继续煮30min，

最后加入白砂糖调味即成。

制作关键问题及控制措施

1. 控制煮制的火候和时间。

2. 可以根据用膳者口味调整白砂糖用量，微甜即可。

课后讨论

1. 鲜山药和干山药食疗功用的区别。

2. 浮小麦和小麦食疗功用的区别。

品种拓展

在此基础上，可增加粳米制成浮小麦山药粥。

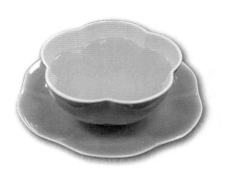

补虚正气粥

菜品介绍

补虚正气粥以人参、黄芪为食疗主材，是一道传统药膳粥品。能健脾益肺，扶正固表。

课前阅读

查阅特禀质人群的体质特征和饮食调理方法。

学习目的

1. 掌握人参在特禀体质的饮食调理中的作用。

2. 掌握药粥的烹饪技法。

成品标准

味感特征：口感微甜，人参风味突出。

质感特征：粥质浓稠。

成色要求：色泽微黄。

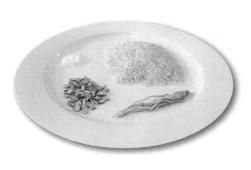

原料

药材：黄芪15g、人参3g。

食材：粳米100g。

调料：白砂糖10g。

工艺流程

初加工 → 煎药汁 → 煮制 → 成品

制作步骤

1. 初加工：黄芪、人参洗净，清水浸泡；粳米淘洗干净。

2. 煎药汁：将黄芪、人参放入砂锅中，加适量水煎取药汁。

3. 煮制：砂锅置火上，加入药汁和适量水，放入粳米，大火烧沸后改小火继续煮30min，最后加入白砂糖稍煮即可。

制作关键问题及控制措施

1. 煎取药汁的时间应在30min以上，才能保证药效的提取。

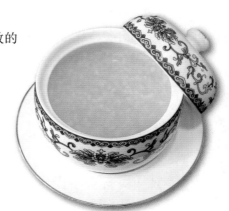

2. 可以根据用膳者口味调整白砂糖用量，微甜即可。

课后讨论

1. 人参配伍黄芪的意义。

2. 本药粥使用的注意事项。

品种拓展

在此基础上，可改粳米为糯米或小米。

葱白红枣鸡肉粥

菜品介绍

葱白红枣鸡肉粥以葱白、红枣为食疗主材，是一道养生食疗粥。能养血祛风。

课前阅读

查阅葱白、大枣的相关资料，了解原料的产地、风味、食疗功用和常见药膳成菜形式。

学习目的

1. 掌握葱白、大枣的食疗功用。

2. 掌握肉粥的烹饪技法。

成品标准

味感特征：葱香浓郁。

质感特征：鸡肉软烂。

成色要求：色泽亮丽。

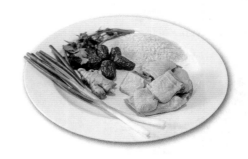

原料

食材：鸡肉300g、粳米100g、红枣10枚。

调料：生姜5g、大葱30g、食盐2g、香菜5g、花雕酒5g。

工艺流程

初加工 → 刀工处理 → 初步熟处理 → 煮制 → 成品

制作步骤

1. 初加工：鸡洗净血污；红枣、香菜洗净；粳米淘洗干净。

2. 刀工处理：鸡剁成大块；大葱切取葱白，葱叶和香菜切碎，生姜切片。

3. 初步熟处理：将鸡块放入沸水中焯水，洗净备用。

4. 煮制：砂锅置火上，加入生姜片和适量水，大火煮沸后放入鸡块、花雕酒，改中火继续煮20min，然后放入粳米、红枣煮40min至粥浓稠，加入葱白、香菜继续煮5min，加食盐调味即成。

制作关键问题及控制措施

1. 鸡块一定要注意焯水并洗净，否则会影响粥的色泽和味感。

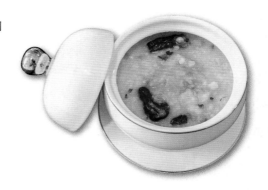

2. 葱白不宜久煮，在粥成后加入稍煮即可。

课后讨论

适合特禀体质人群的药膳品种设计。

品种拓展

在此基础上，可改鸡肉为猪肉。

参考文献

[1] 史丽萍, 何富乐. 中医药膳食养学[M]. 北京: 人民卫生出版社, 2020.

[2] 高原菊. 药膳与食疗[M]. 成都: 西南交通大学出版社, 2013.

[3] 倪世美. 中医食疗学[M]. 2版. 北京: 中国中医药出版社, 2009.

[4] 王琦. 中医体质学[M]. 北京: 中国中医药出版社, 2021.

[5] 郑洪新, 杨柱. 中医基础理论[M]. 5版. 北京: 中国中医药出版社, 2020.

[6] 钟赣生, 杨柏灿. 中药学[M]. 5版. 北京: 中国中医药出版社, 2021.

[7] 周俭. 中医营养学[M]. 北京: 中国中医药出版社, 2012.

[8] 郭姣. 中医营养治疗学[M]. 北京: 人民卫生出版社, 2009.

[9] 南京中医药大学. 中医药大辞典[M]. 2版. 上海: 上海科学技术出版社, 2006.

[10] 雷载权, 张廷模. 中华临床中药学[M]. 北京: 人民卫生出版社, 1998.

[11] 马烈光, 章德林. 中医养生学[M]. 北京: 中国中医药出版社, 2021.

[12] 张湖德. 汉方食疗养生智慧[M]. 北京: 人民军医出版社, 2009.

[13] 谭兴贵. 中医药膳学[M]. 北京: 中国中医药出版社, 2003.

[14] 王维. 中华养生药膳大全[M]. 延吉: 延边大学出版社, 2005.

[15] 金芷君. 中医古籍与藏书文化[M]. 北京: 中国中医药出版社, 2016.

[16] 施洪飞, 方泓. 中医食疗学[M]. 北京: 中国中医药出版社, 2016.

[17] 谢梦洲, 朱天民. 中医药膳学[M]. 北京: 中国中医药出版社, 2021.

[18] 冯玉珠. 烹调工艺学[M]. 5版. 北京: 中国轻工业出版社, 2024.

[19] 周世中. 烹调工艺[M]. 成都: 西南交通大学出版社, 2011.